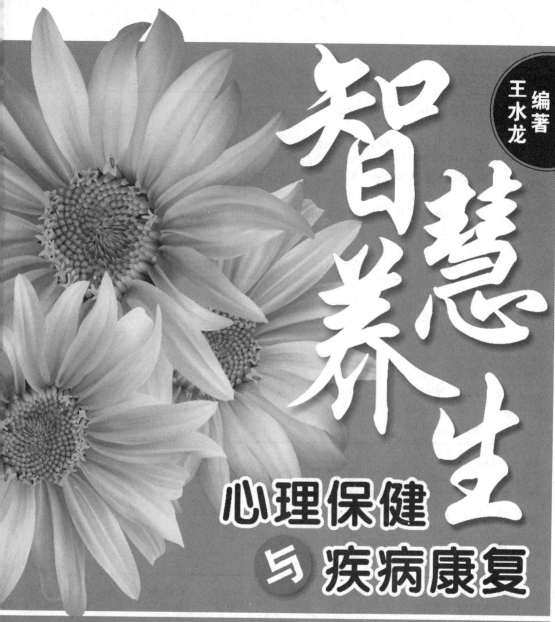

编著
王水龙

智慧养生

心理保健 与 疾病康复

心理保健的基础知识 常见疾病的心理问题 实用心理治疗方法和趣闻

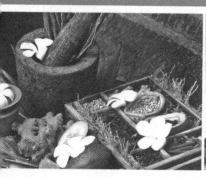
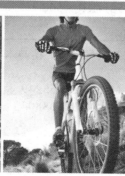

西安交通大学出版社
XI'AN JIAOTONG UNIVERSITY PRESS

U0303809

图书在版编目（CIP）数据

　　智慧养生：心理保健与疾病康复／王水龙编著．
—西安：西安交通大学出版社，2014.8
　　ISBN 978-7-5605-6581-1

　　Ⅰ．①智…　Ⅱ．①王…　Ⅲ．①养生（中医）—基本知识
Ⅳ．① R212

　　中国版本图书馆 CIP 数据核字（2014）第 189435 号

书　　名	智慧养生——心理保健与疾病康复
编　　著	王水龙
责任编辑	宋伟丽
出版发行	西安交通大学出版社
	（西安市兴庆南路 10 号　邮政编码 710049）
网　　址	http：//www.xjtupress.com
电　　话	（029）82668357　82667874（发行中心）
	（029）82668315　82669096（总编办）
传　　真	（029）82668280
印　　刷	西安明瑞印务有限公司
开　　本	727mm×960mm　1/16　印张 13.5　字数 177 千字
版次印次	2014 年 9 月第 1 版　2014 年 9 月第 1 次印刷
书　　号	ISBN 978-7-5605-6581-1/R・568
定　　价	28.00 元

读者购书、书店添货、如发现印装质量问题，请与本社发行中心联系、调换。
订购热线：（029）82665248　（029）82665249
投稿热线：（029）82668803　（029）82668804
读者信箱：med_xjup@163.com

　　健康与长寿，自古以来就是人类的共同愿望和普遍关心的一件大事。特别是随着社会经济的发展，精神生活的日益丰富和物质生活水平的不断提高，人们越来越渴望着健康，盼望着长寿，盼望着生活质量的提高。

　　随着社会经济发展，市场竞争加剧，人际关系日益复杂，人们承受的心理社会压力增大，心身疾病发病率急剧增高，所以有人说人类疾病已进入精神疾病时代。世界卫生组织最新报告指出，成年人中抑郁症患者正以每年11.3%的速度增加，由精神因素引起的头痛、腹痛、失眠、乏力等疾病比例也呈上升趋势。同时人们对心身疾病的认识也愈来愈深刻，心理养生也日益得到广大中老年人的重视。人们愈来愈认识到，健康的概念不仅仅是身体，还包括心理。

　　中华民族是非常重视心理保健的，几千年来，散见在古籍中的心理养生和心理治疗的文章不计其数，它们对中华民族的生存和繁衍，起到了不可磨灭的作用。"养身必先养心"，是我们中华民族养生、健身的传统观点，这同现代医学的认识是完全一致的。有资料表明，当前引起各种疾病的原因中有70%～80%与心理因素有关。其中主要由心理因素，特别是情绪因素引起的身心疾病患者已占总人口的1／10，这些人易患的疾病包括高血压、冠心病、胃和十二指肠溃疡、某些皮肤病等等。由此可见，不良心理因素对健康的危害不亚于病菌，而良好心理因素对健康的作用则胜过保健品。

怎样保证心理健康？怎样用良好的心理预防心身疾病的发生？这确实是广大中老年朋友急需了解的问题。了解这一问题的方法，就是学习心理养生保健的方法和切实遵循心理养生之道。

　　本书的上篇论述了心理对健康长寿的影响，中医心理的传统养生观，现代人的心理保健理念，以及中老年人的心理特征，更重要的是上篇讲述了适合中老年人心理养生的各种方式方法，对这些方式方法的领会与掌握，有利于中老年人建立良好的心理保健习惯，而良好的心理，是中老年人最为宝贵的健康财富。本书的下篇重点讲述了中老年人的常见心身疾病的心理养生保健方法，是患有相关疾病的中老年人的必备知识。本书附篇收录了部分心理方面的养生箴言、中医心理治疗的各种方法、古今心理治疗趣闻等。

　　心理养生，是各种养生方式方法中极为重要的一种养生方法。良好的心理不仅是身体健康的重要组成部分，也是中老年人文化素养的表现。可以说，没有养不好的身体，只有找不到真正的、合乎自己的养生办法，并坚持之。了解心理对身体的保健作用，对疾病的预防与治疗作用，对促进中老年人身心健康是极为有益的。本书的出版，希望对广大的中老年朋友有所帮助。

编　者

2014年4月

目 录

Contents

下篇：常见疾病的心理问题

心血管系统疾病 / 63

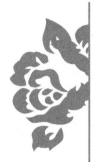

上篇：
心理保健的基础知识

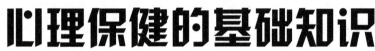

中医心理养生与现代人心理保健理念

一、中医心理养生观

人们对心理养生的重视得益于20世纪80年代，但在这之前却有着长达数千年的孕育过程。中医心理养生主脉发自于中医学，而其孕育发展的每个时期都有支脉向其他学科渗透，吸收中国历代文化的养分。随着科学技术的发展，现代心理学对它的影响也日益增强。心理养生也日益受到人们的重视，中医心理养生观也日益深入人心。

1."养身必先养心"是最基本的养生观

心正才能身正，心理不健康，必然会导致躯体的不健康。养身必先养心，这是中医学最基本的养生观。

早在春秋战国乃至更早以前，诸子百家对中医心理养生就有较精辟的论述。古人将善心、定心、全心、大心等作为最理想的心理状态，以这些作为内心修养的标准。具体地说，养心要做到三点：一是正静，即形体要正，心神要静，如能这样，就有益于身心；二是平正，也就是和平中正的意思，平正的对立面，就是"喜怒忧患"；三是守一，就是说要专心致志，不受万事万物干扰则能心身安乐。从此以后，历代医家皆重视心理养生这一基本观点，且散见于历朝历代的心理养生方法不计其数，至今也在不断地指导着人们的医疗实践。

2."形神合一"是心理养生形成的基础

形与神之间的关系在人体指的是形质及由形质构成的形体与生命机能活动的关系，中医学认为这二者是密切相关的，即"形神合一"。这与古代唯物主义哲学家的观点基本一致，即"无形则神无以生，无神则形不可活"的形神相互依存关系。中医心理观认为，人的形体与心理之间有极为密切的关系，人的心理现象对人体脏腑、气血、津液等物质及其生理机能有依赖关系，此即"神本于形"；同时，中医学也极重视心理现象对人体的反作用，此即"神为形之主"。

"形神合一"不但认识到形与神的对立，而且主张形神一体、密切联系。形是第一性的，它决定着神的产生与存在，而神对形具有反作用，这一认识，也就是现代医学所说的"身心关系"。

3.心理疗法是心理养生的重要组成部分

中医学在注重心理养生的同时，同样注重心理疗法。中医心理疗法是心理养生的重要组成部分，早在公元前五至公元前三世纪的春秋战国时期就有记载。如《黄帝内经》中说："余闻古之治病，惟其移精变气，可视由而已。"视由就是现代人所说的心理治疗。

事实上，历代医家都十分推崇心理疗法，并加以发展。曾经有医家云："以识遣识，以理遣情，此即心病还将心药医之谓也。""古之医，能疗人之心，预使不致有病。"说明心理治疗在医疗实践活动中是必不可少的内容，是心理养生的重要组成部分。

4.心理养生是防止各种疾病发生的基础

中医学将人的心理活动统称为情志，或叫做情绪，它是人在接触和认识客观事物时人体本能的综合反映。

合理的心理保健是人体健康的一个重要环节，在人生中具有重要价值。

情志是心理活动的外在表现，即指喜、怒、忧、思、悲、恐、惊等人的七种情绪。任何事物的变化都有两重性，既能有利于人也能有害于人。同样，人的情绪、情感的变化，亦有利有弊。

研究表明，悲痛、绝望、困惑、内疚等情绪可严重干扰人体免疫功能，引起某些"自身免疫性疾病"，如风湿性关节炎等。而长期过分压抑，处于厌世等忧郁心境以及性格内向的人，不仅使胃蠕动和消化液分泌受到抑制，引起食欲减退，而且其患癌症的发病率也会增高。长期惊恐可导致肾上腺分泌大量的去甲肾上腺素，使血压升高，心率加快，久之可导致高血压、冠心病、脑血管意外。

可见，各种疾病的发生、发展与心理因素有极为密切的关系，中医学倡导的心理养生，是防止各种疾病发生的基础，领会中医的心理养生观，对于促进健康有极为重要的作用。

5.传统心理养生与西方心理养生的区别

中医学这一心理养生观与以往心理学、西方心理学等比较确实有独到之处，它在认识上不把心与身分割来看，而是始终将二者作为有机联系、密不可分的整体来看待，对于心理学现象也是将其置于身心整体联系的背景上加以研究。而西方心理学似乎没有这样的习惯，它善于把心理现象作为孤立对象加以研究。虽然中医心理养生强调身心关系的整体合一，但并不混淆心身属性的主次。

二、现代人的心理养生保健理念

现代生活中对人们情绪影响最大的外因是紧张的生活节奏、激烈的竞争、复杂的人际关系及突发的灾难事件。经常处于悲伤、恐怖、沮丧、悔恨、憎恶、抑郁等精神状态，血液中的肾上腺皮质激素浓度过高，会产生一系列副作用，使身体自身的免疫系统受到破坏，就会得病。因此，我们的老祖宗早就总结了"怒伤肝、忧伤肺、恐伤肾、思伤脾"的经验，即七情致病。由于社会环境的变迁，现代人患心理疾病的越来越多，所以心理养生保健理念也越来越得到人们的重视。

1.心理健康是身心健康的重要组成部分

一个人是否健康，不仅取决于躯体的健康，而且取决于心理的健康，心理健康是身心健康的重要组成部分。心理健康的人，多能以乐观豁达的态度对待人生，听到的多是令人愉快的事情，他们多有性格开朗的朋友。心理健康的人有多结善人、乐闻善事、以乐忘忧的特点，生活中能够及时消除不良情绪。这部分人往往有坚定的信念，热爱集体，关心他人，情绪愉快；有健康的精神生活，对运动、音乐、文学等方面有所爱好，能积极参加一些社会活动以陶冶自己的情操。

2.心理健康是参与社会竞争的基础

良好的心理素质有助于人际交往，不健康的心理会使人在人际交往中形成某些隔膜和屏障，进而影响身体生理机能。

因此，人们在日常工作和生活中，应该注重自身修养，努力克服人际交往中的病态心理。一个心理不健康的人是很难参与社会竞争的，在现阶段要想在社会竞争中取胜，就必须有一个健康的心理。

3.人类疾病已经进入心理疾病时代

由于"人类已进入情绪负重的非常时代"，当代社会由精神因素引起的身心疾患已是人类社会普遍存在的多发病和流行病，患有心理疾病的人也日益增多。世界卫生组织最新报告指出，成年人中抑郁症患者正以每年11.3%的速度增加，由心理因素引起的头痛、腹痛、失眠、乏力等疾病比例也呈上升趋势，所以有人惊呼人类疾病已经进入心理疾病的时代。从现在疾病谱的改变可充分说明精神致病的广泛性，心脑血管疾病和恶性肿瘤已经成为威胁人类健康和生命的主要因素，而这些疾病的产生与社会心理因素有着密切关系。因此，心理保健必须重视，不可等闲视之。

4.心理健康影响衰老

现代人由于生活质量的提高，对延缓衰老的追求有了新的要求，而心理养生对于预防衰老有极为重要的作用。《黄帝内经》在谈到人如何衰老时，明确指出："不时御神，务快其心，逆于生乐，起居无节，故半百而衰也。"这里的"半百而衰"，即是过早衰老，而引起衰老的关键原因就在于"不时御神"。御，驾驭、控制的意思。时，善也。不时御神，即是指不善于控制自己的精神，为贪图一时的快乐，违背生活规律而取乐，则有害于身心健康，促使人体过早衰老，而良好的心理则有益于中老年人的身心健康，进而延缓衰老。

5.战胜精神压力，预防百病缠身

生活在紧张的现代社会里，重要的是要懂得如何去缓解与疏泄压力。有些精神疾病是无法根治的，不过如果能够及早治疗，将有助于稳定和控制病情，而病情复发的概率将会减少，让患者有机会重新融入社会。

当前，随着改革开放的不断深化，竞争意识日趋强烈，不尽如人意的事情往往与人们结伴而行，心理矛盾、心理打击在所难免。一旦思想认识不当，死钻牛角尖，就会造成心理不平衡，进而导致心理性疾病。此外，由于工业，尤其是化学工业的发展，空气、水源的污染日趋严重，人们的脑细胞及神经细胞不断地受到化学物质的侵害，神经的应激能力下降，生理功能出现障碍，进而导致"心理疾病"。而正确预防这类病症，是防止中老年人百病缠身的基础。

6.良好心理是家庭幸福的基础

当我们家人及所爱的人病了，有时会让我们惊慌失措、气急败坏、哭笑不得，这主要是因为他们在生病期间有时做出一些有违常理的事情。事实上，是因为"病"使他们出现一些精神症状而导致了行为上的失当。因此，学习身心疾病知识是保证家庭幸福的基础，了解身心疾病常识是中老年人及时就医治疗的保证，这对于生活在现阶段的中老年人群尤为重要。

心理养生原则及心理对生理的影响

一、心理养生的原则

中老年人心理养生的方法多种多样，但其基本原则主要有以下四个方面，中老年人只有在日常生活中遵循以下原则，心理养生才可达到理想的境界，取得良好的养生成果。

1. 善 良

有人将善良称为心理养生的营养素。心存善良，就会以他人之乐为乐，乐于扶贫帮困，心中就常有欣慰之感；心存善良，就会与人为善，乐于友好相处，心中就常有愉悦之感；心存善良，就会光明磊落，乐于对人敞开心扉，心中就常有轻松之感。总之，心存善良的人，会始终保持泰然自若的心理状态，这种心理状态能把血液的流量和神经细胞的兴奋度调至最佳状态，从而提高机体的抗病能力。所以，善良是心理养生不可缺少的原则之一。

2. 宽 容

有人将宽容称为心理养生的调节阀。宽容是一种良好的心理品质，它不仅包含着理解和原谅，更显示着气度和胸襟、坚强和力量。人在社会交往中，吃亏、被误解、受委屈的事总是不可避免地要发生。面对这些，最明智的选择是学会宽容。一个不会宽容、只知苛求别人的人，其心理往往处于紧张状态，从而导致神经兴奋、血管收缩、血压升高，使心理、生理进入恶性循环。学会宽容就会严于律己，宽以待人，这就等于给自己的心理安上了调节阀。

3. 乐 观

乐观是一种积极向上的性格和心境，有人将乐观称为心理养生的不老丹。它可以激发人的活力和潜力，解决矛盾，逾越困难。而悲观则是一种消极颓废的性格和心境，它使人悲伤、烦恼、痛苦，在困难面前一筹莫展，影响身心健康。

人生有了乐观的情绪，才会拥有健康与幸福，才会拥有快乐与长寿，否则，即使家财万贯，也会身心疲惫，万事愁心，疾病困扰。

4. 淡 泊

淡泊，即恬淡寡欲，不追求名利，有人将淡泊人生称为心理养生的免疫增强剂。有人说"无求便是安心法""人到无求品自高"。这说明，淡泊是一种崇高的境界和心态，是对人生追求在深层次上的定位。有了淡泊的心态，就不会在世俗中随波逐流，追逐名利；就不会对身外之物得而大喜，失而大悲；就不会对世事他人牢骚满腹，攀比嫉妒。淡泊的心态使人始终处于平和的状态，保持一颗平常心。有了一颗平常心，一切有损身心健康的因素，都将被击退。有了一颗淡泊之心，就没有过不去的桥，过不去的事。

二、心理因素对生理机能的影响

心理因素在疾病的发生、发展及预防方面起着重要作用。当任何恶劣情绪的刺激超过一定限度时，就有可能引起中枢神经系统功能的紊乱，主要是交感神经兴奋，儿茶酚胺释放增多，肾上腺皮质和垂体前叶激素分泌增加，胰岛素分泌减少，从而引起体内神经对所支配的器官的调节障碍，出现一系列的机体变化和功能及代谢的改变，包括免疫系统、心血管系统、呼吸系统、消化系统、内分泌系统、植物神经系统和其他方面异常现象的发生。

1.对免疫系统的影响

心理因素对免疫系统有明显的影响，心理学家的结论是：性格开朗、为人随和、心情乐观和对周围的人充满爱心的人，免疫能力较强，这些人患流感、咽炎、伤风和其他疾病会很快痊愈。相反，固执己见、自怨自艾、对自己和周围的人持否定态度、悲观多疑、心胸狭窄、记仇、缺乏自信、神经过敏的人，其免疫系统的功能则较低，自身对各种疾病的抵抗力也较低。

2.对心血管系统的影响

有专家提出，心血管病的发生、发展、复发、加剧和恶化与不良情绪刺激密切相关。心理因素直接影响心血管系统疾病的发生与发展，情绪持续紧张和精神过度疲劳是高血压病不可忽视的原因。在日常生活中，有些人常常由于暴怒、恐惧、紧张或过于激动而引起心血管病，甚至导致死亡。有学者观察到医务人员一句不慎的话，甚至他们的表情和动作都可以造成患者的血压波动。

3.对呼吸系统的影响

心理因素对呼吸的影响非常明显，当人受到较大的打击使心理失去平衡时，可引起胸闷、气急、心率改变、面色苍白、头额冒汗、哮喘等。当换气过度时，血液中的二氧化碳成分降低，则可出现手指发麻、肌肉颤抖、头晕，甚至昏厥。

4.对神经系统的影响

七情太过，导致神经系统的严重失调，就会引起各种神经官能症，包括神经衰弱、癔病和强迫症。极为严重的，还可引起精神错乱、行为失常。所谓反应性精神病大都是这样引起的。它是由强烈、突然或持久的精神因素所引起的一种精神障碍。

5.对消化系统的影响

心理因素对消化系统的反应相当敏感。据研究统计，消化系统功能紊乱因情绪不良而致病者占70%～80%。诸如食欲减退、恶心呕吐、胃痛、慢性胃炎、消化性溃疡、结肠过敏、腹痛腹泻等。

实验观察，当人发怒时，胃黏膜充血发红，胃的运动加强，胃酸分泌增多；当忧伤悲痛时，胃黏膜变得苍白，胃的运动减弱，胃酸的分泌减少。

6.对内分泌系统的影响

心理因素对内分泌系统有十分明显的影响。对于内分泌系统来说，强烈的刺激可导致糖尿病、甲状腺功能亢进等病。以甲亢为例，有关专家告诫人们："过度紧张、长期焦虑等精神负担，是诱发'甲亢'的重要因素。"从甲亢患者就诊时的主诉可得知，升学、出国、晋级、提职等，可导致情绪波动，而工作、学习过度劳累可引起精神持续紧张，这些因素与发病更是密切相关，所以说，心理因素对内分泌系统的影响不可小视。

中老年人的心理特征及心理问题

一、中年人的心理特征

何谓中年？人们常称40岁左右的人为中年。其实，中年是相当长的一个时期，过了青年未入老年，皆属于中年。我国古代以30岁为界划分中年和青年。《黄帝内经》说"三十以上为壮"，又以50岁为界限划分中年和老年。显然，居于壮与老之间的是中年，是指30～50岁，历时20年。现代以60岁以上为老年，则中年期长达30年之久。

1.人生的鼎盛时期

中年人心理有别于青年与老年，中年人在这一阶段有其特有的心理特征。从生理和心理发展来看，中年期已达到人生理和心理发展的极盛阶段，到了中年末期将由盛开始变衰。

据统计，世界历史上1243名杰出科学家和1911项重大发明创造，80%的成果是35～45岁中年人出的成果，这说明中年期是人的鼎盛时期，这一阶段的心理与中老年人的生活、工作密切相关。

2.心理最为成熟

人到中年，心理会发生许多变化。中年是生命历程的转折点，生命活动开始由盛转衰，在生理上是这样，在心理上亦同样如此。心理上的"盛"主要是指：从中年早期到中年末期，其心理发展日趋成熟，正如古人所总结的："三十而立，四十不惑，五十知天命"。

3.心理日趋稳定

中年人的心理有相对稳定的一面。中年人的体力、智力和性格特征趋于平稳，有稳定性的一面，但中年后期有的方面会出现逐渐衰退。

中年是工作进展、事业成功的主要阶段。但中年也是疾病的主要形成时期。主要是此阶段有些中年人生活不规律，烟酒无度。

人到中年，其知识积累和思维能力发展到了较高水平，善于联想、分析综合和判断推理，有自己的独特见解，有成功与失败的经验和教训。这些经验与教训使中年人在心理上出现了相对的稳定性。稳定性的特点使得中年人的适应能力下降，包括情绪适应问题、体力适应问题等都会出现。

4.心理负担最为沉重

中年时期亦是身心负担最为沉重的时期，往往集诸多矛盾于一身。诸事劳形，万事累心，特别是那些"形志均苦"者，身心负担极重，难于摄养，未老先衰。而思想情绪上长期处于紧张、焦虑、忧郁或压抑的状态，必然影响到心身健康，从而导致身心疾病、心理病态以及神经官能症和精神病发病率的增高。

5.心理最为紧张

中年人有心理紧张的特点。中年人面临着家庭、社会、事业、生活等许多方面的问题。从家庭看，上有老，下有小，要处理与父母、夫妻、子女等诸多关系，要担负繁重的家务和教育子女的工作。从工作看，任务与责任加重，原来的同事、同学，在职务上相互间出现了差距。除了这些来自家庭、社会、事业的问题和矛盾以外，中年人自身的特点也易引起心理紧张。

6.心理最易失衡

中年人为了出成果，施展抱负，需付出艰辛的劳动。这样，就容易导致持续紧张、周而复始地繁忙工作。从家庭来说，又常常为子女的教育、学业、道德品质及社会适应能力担心。对年迈体弱的老人，需要赡养与照顾，有时又无法做到尽善尽美，也常引起伤感。这些繁杂的家务劳动与社会工作重任，以及社会现实中许多矛盾都集中到中年人身上，都可能造成持续、过度的紧张。如不正确对待和妥善处理，就会严重地影响身心健康，造成心理失衡。

二、中年人的心理卫生

中年人是家庭和社会的中坚力量，各种事务的重担大部分落在他们身上。在目前竞争激烈的形势下，更多的冲击迎面而来，如何做好自我心理保健尤为必要，那么，中年人该如何保持良好的心理状态呢？

1.正确认识主客观条件

中年时期是人的黄金时期，工作积累了丰富的经验，知识面也得到了拓展，正是实现理想抱负的好时期，然而自身条件的成熟，不能忽视客观条件的限制。

因此，中年人要正确认识主客观条件，面对现实，通过努力能实现的决不气馁，没有条件的要等待时机。这样，遇到挫折也就能保持平衡的心态。

2.坦然面对生活

中年时期也是同龄人社会地位升迁、经济收入悬殊较大的年龄阶段。面对同龄人成为上司或时代骄子，应持有坦然豁达的心态，正确认识到别人的长处及有利时机，避免产生嫉妒和自卑心理。社会是纷繁复杂的，有时差距是由人为的不平等因素造成的，没有必要让怨天尤人的情绪困扰自己，应以踏实的工作、广泛的兴趣来充实生活，取代不良情绪。

3.正确处理家庭成员间的关系

在家庭里，中年人处于老年人和孩子之间，存在年龄和时代造成的心理差异，需要多交流、多了解、相互信任、相互尊重、缩短心理差距，来换取融洽的家庭气氛。

4.要劳逸结合

中年人在单位是顶梁柱，工作丝毫不能松懈；回到家中，既要照顾年老体弱的父母，又不能放松对孩子的教育引导，还有日复一日的繁杂家务。因此，要统筹安排，劳逸结合，不要忽视娱乐活动。娱乐既是一种积极的休息方式，又能消除疲劳，维持良好的心境。

中年知识分子，劳逸不当造成早逝的例子很多。如，著名数学家陈景润过早离开了人间，著名作家路遥英年早逝。所以，中年知识分子一定不要把紧迫感变成紧张感，应保持生活的节奏感，有劳有逸，有张有弛，以防早衰。

5.要重视精神调养

中年人精神宜畅达乐观，不要为琐事过分劳神。要淡名利、节嗜欲、与世无争。少忧愁少烦恼，不使头脑思虑过度，这是中年人精神情志调养的重要原则。中年是承上启下的一代，肩负社会、家庭的重担，加上现实生活中的诸多矛盾，致使思想情绪长期处于抑郁、焦虑、紧张的状态。长此以往，必然耗伤精气，损害心神，致使早衰多病。

6.要善于控制自己的情绪

借助适当的学习和训练手段，保持健康的情绪和心理上的平衡，增进身心健康。积极投身各项社会活动及正当的业余爱好，可以分散、转移或取代消极情绪。不要让一些无味的烦恼来加重大脑的负担，让大脑的工作和休息符合规律。不要长期熬夜，改变一些不良的睡眠习惯，使生活规律化。

要善于控制自己的情绪，用正确的思维方法和工作方法来指导工作和处理好各种矛盾，处理矛盾不要操之过急。

7.要力争改掉不良的性格

中年阶段性格虽已定型，但仍存在着可塑性。良好的性格应保持和巩固，不良的性格要不断地加以克服。要去掉虚荣、嫉妒、冲动，培养踏实、克制、有涵养的性格；要改变软弱、孤僻、过分内向，培养勇敢、坚韧、乐观、开朗的性格，以减少心理矛盾冲突，提高对社会环境的适应能力。

8.要定期检查，及时就医

中年时期是青年向老年的过渡时期，健康状态不比青年好。随着岁月的推移，衰老的迹象已开始出现，也易受到各种疾病的袭击，包括心理性疾病。应定期体检，及时就医，对疾病应有正确的认识，无须过分担忧、恐惧。

总之，只有保持良好的心理状态，做好自我心理保健，才能充分发挥自己的潜力，胜任社会和家庭角色的职责。

三、中年人的心理社会问题

人一旦进入中年期，就会出现体力的下降，反过来，人的经验却丰富起来。因此，刚到中年的人们，不是依靠体力而是依靠智慧来适应新的情况。在此过程中，中年人会遇到许多常见的心理社会问题。

1.生理的变化与外貌的改变

中年期的生理变化十分明显，包括骨质逐渐变硬，60岁以后逐渐变脆；关节逐渐僵硬、韧带和肌腱亦不灵活；肌肉逐渐松弛；脂肪组织逐步增加，形体出现肥胖，而有些消瘦的人则可能更加消瘦；皮肤失去弹性，很容易粗糙开裂；头发变得稀少、干枯、发灰，不少男人开始秃顶，因而有些中年人会为个人魅力的逐渐消失而不断滋生焦虑与烦恼。

2.情绪适应的贫乏性

中年期情绪的适应特别重要，因为这一时期，许多人的人际关系需要重新建立，但随着年龄的变大，中年人往往不易变换工作，不易改变生活方式，因而在情绪适应上往往显得贫乏，这种贫乏易转变为抑郁。

3.智力与体力关系的协调

人的一生，智力与体力的关系在不断的变化，中年问题专家佩克曾将人分为两类，一类以体力为主要方式适应生活，另一类以智慧或者说以智能的发挥来适应生活。根据自己的实际，选择正确的生活方式，是心理社会问题的主要内容之一。

当人到了中年后期，以体力为主要方式适应生活的人，由于体力的衰退可能产生自我价值丧失感，变得抑郁。因此，这些人要注意智能的使用和发挥，以更好地适应社会的发展。

4.人际关系问题的解决

中年期人际关系问题最为复杂，处理不好常常会引起许多烦恼，例如，与上下级、同事的关系，与朋友、亲戚的关系。这些常常是令中年人头痛的事，处理不好会影响情绪健康，而良好的人际关系对健康有巨大的促进作用。

5.家庭问题的处理

中年人要协调好与双方父母、子女等诸方面的关系，要考虑家庭经济的收支情况，要注意夫妻感情的延续性、夫妻性生活的协调性以及子女的成才教育等问题，因此，家庭负担是极其繁重的，家庭问题能否正确处理，将影响中年人的身心健康。

6.精神上的柔和性与僵化性

中年人已经形成了自己对待事物的稳定的方法和态度，容易固守自己的意见和行为，对新的思想出现保守的倾向。也就是说，在这个时期，保持精神上的柔和性，努力从各种不同角度观察事物，继续维持精神上的开放性，对中年人来说确实是一个挑战。

7.工作的压力

人到中年，工作的压力逐渐体现出来。随着经验的增长和能力的体现，中年人常有机会升迁，这样，作为个人工作的职责就无可避免地逐渐加重。为了工作，不得不加班加点，频繁外出，参加更多的会议和社会活动，结果无暇顾及身体，天长日久，终成大病。

四、老年人的心理特征

一般认为，60岁以上的人为老年人。美国将老年期分为五个阶段：①55～60岁为准老期；②60～70岁为初老期；③70～75岁为中老期；④75～85岁为长老期；⑤85岁以上为高龄老人。而世界卫生组织（WHO）则提出60岁以上为老年人；80岁以上为高龄老人。

人到老年，不仅生理上有一系列退化性改变，而且由于老年人经济生活、社会作用、家庭地位、人际关系等方面的改变，会形成老年人特有的心理活动特征。

1.感觉迟缓

感觉迟缓是老年人显而易见的特征，视力下降、听力减退、味觉迟钝，这些症状的出现皆会影响到老年人的心理，使他们感到老之将至。

老年人对外界信息的反应能力下降，其反应速度、反应准确性，以及接受外界信息量等方面，远较中青年时期衰退。感觉迟钝常常使老年人感叹自己的身体大不如前，而且，由于反应能力下降，动作灵活性差，故又常感叹力不从心，这均是老年人普遍的心理特点。

2.智能、记忆降低

主要表现为记忆力减退，甚至忘前失后、说话重复，思维、想像、能力均较以前有所减低。即使以前常见的熟人，有的名字也是记不起来。读书前看后忘，常常记不起来随手放的东西，头脑晚上不如上午清醒。这些表现与老年人心理衰老有极大的关系。

3.老来怀旧

人老恋旧事。在生活中，我们大都有这样一种经历，当与老年人相处的时候，相当多的老年人喜欢追忆过去的美好时光。这些怀旧情结，则必然会使一些老年人为失去美好时光而遗憾，久而久之，便会使心情抑郁，性格也会随之变得孤僻。

4.情感失落

由于生活环境发生了变化，有的老年人离退休后无所事事，想得多的是别人对自己没有充分的关注，始终不能从自我为中心的状态中走出，经常有一种自我愿望或打算落空的遗憾，这些不良的情结，都会使老年人产生一种失落感。

5.老来伤感

老来失伴，挚友作古，皆是老人之大不幸。有的老年人想起这些不愉快的事情，常常悲伤过度。这对老年人来说，易伤身损志。

老来伤感，是老年人的大忌。人常说："哀莫大过于心死"，精神崩溃往往是身体衰竭的前奏。所以说，老来伤感不足取，须时刻提防之。

人生总有不遂事，生老病死是自然。过去的已无法挽回，过去的成就属于过去。如果您能做到处世超脱，闲中求乐，一定会有健康幸福的晚年。

6.性情不稳

老年人大多性情不稳定，情绪变化复杂，或急躁易怒，或淡漠，或忧郁悲伤。长年累月的工作习惯与生活习惯，使老年人善于固守以往的习惯、经验，故亦有老成世故、或固执任性而气量窄者。垂暮感、意志消沉也是老年人常见的心理，如果老年丧偶，子女又不体谅，再加疾病缠身，则更容易悲观失望而生垂暮之感。

7.易生孤独感

老年人因体弱多病、子女离家，或因经济、家庭、社会地位的变迁，社会交往日益减少，故易产生孤独之感。孤独，会给人带来精神上的空虚和痛苦，必然会影响到中枢神经系统的正常功能，使神经、体液的调节失去平衡，免疫系统的防御机能下降。随着机体内在"防线"的崩溃，就给病魔的入侵提供了可乘之机。

8.想像思维能力衰退

主要表现为理想逐渐丧失，幻想越来越少，人变得越来越现实，对新鲜事物缺乏好奇心。不容易集中注意力思考问题，学习新事物感到吃力。

9.性格变化

老年人的性格比青年人更容易受疾病、心理和社会因素的影响，更容易变得暴躁、易怒、情绪低落、忧郁、焦虑不安、孤僻、古怪，甚至不近人情。有的老年人容易焦虑不安，很多人在度过更年期后，情绪逐渐趋向稳定。但是焦虑不安的情绪常常难以消失，一直持续到老年期。有的老年人出现敏感多疑，常把听错、看错的事当作对他的伤害而感到伤心不已。

老年人的性格易由外向转为内向，深居简出，懒于交际，可使有的老年人产生自卑、兴趣爱好减少，产生衰老感和死亡感。

10.意志、言语能力衰退

主要表现为做事缺乏毅力，喜欢凭经验办事，对任何事情都缺乏强烈的探索精神，尤其是对新生事物的追求。对一切事物认为顺其自然是最好的选择，甚至认为世上的一切事物，人算不如天算。由于年龄增加，有的老年人言语表达能力衰退，讲话变得缓慢啰嗦，前后不断重复。

11.个性心理特点明显

人的个性心理特点是在社会实践中形成的。老年人比起青年人与中年人更显得个性化。例如，顽固地坚持自己的观点和习惯，不赞成别人的意见和看法。习惯心理特别顽固，长年累月的生活习惯与工作习惯，决定了老年人的习惯心理很顽固，固执己见是相当多老年人的明显心理特点。

以上所述的是老年人的一般心理特点，但众所周知，心理老化有很大的个体差异。例如，勤于思考的人，智力衰退的速度较慢，而不善用脑者，则智力衰退的速度较快。人际活动范围较大者孤独感较少；经常运动者感觉衰退较慢；易于接受新事物者情绪稳定性较好。

五、老年人的心理需求

重视和理解老年人的心理特点，解决其正常的心理需求，对稳定老年人情绪，促进老年人健康长寿有重要意义。同时，有助于开展老年人的管理工作，改善人际关系，和睦家庭，使老年人幸福愉快地安度晚年。

1.健康需求

所有的老年人都希望自己健康长寿，这就要求全社会对老年人的健康保健有所保证，加强老年人的医疗保健，使老年人感到老有所依，老有所靠，以满足老年人的健康需求。

健康需求是老年人存在的一种普遍心理状态。人到老年，体力下降，机体各种功能逐渐衰退，老年人易产生一种怕病、惧死的心理。

2.工作和学习的需求

老年人因年龄而突然离开自己的工作岗位，会感到很不适应，其仍希望为社会做些有益的工作，且有工作和学习的需求。如果这一需求不能被满足，则会影响老人的身心健康，使之产生消极的情绪。

3.依存需求

人到老年，精力、脑力、体力都会受到一定影响与限制，有的生活不能完全自理，会感到孤独。因此，他们希望得到社会及单位的关心照顾，希望子女能够抚养，朋友能够往来，老伴身体健康，能体贴自己，从而感到老有所依。

4.和睦需求

老年人都希望自己有一个和睦幸福的家庭环境，不管家庭经济条件如何，只要全家和睦，邻里关系融洽，互敬互爱，互相帮助，老年人就会感到温暖和幸福。

5.尊敬需求

老年人离开工作岗位后可能会情绪低落，但仍然希望得到子女的爱戴和尊敬，如果得不到家人的尊重，就会产生悲观情绪，甚至不愿出门。如此长期下去，则会引起抑郁和情绪低沉，为各类疾病埋下祸根。

6.安静需求

老年人一般都喜欢安静的生活，怕吵怕乱。有些老年人就怕过星期天，因为子女、儿孙相聚，家里乱哄哄的，对老年人来说，这样的星期天是"苦恼的星期天"。但适度的团聚与热闹则有益老人的身心健康。

7.求偶需求

老年人丧偶后独自生活会感到十分寂寞，子女照顾也非长久之计，更无法替代老伴的照顾，所以，如果老年人有再婚需求，子女应该给予支持，让其欢度晚年。

8.支配需求

老年人原来多为一家之主，掌握家中的支配权。在社会上工作一辈子，有的人以前在社会上就有一定的支配权，年老后社会经济地位的变化，可能会造成老年人的一些苦恼。因此，晚辈们应适当满足老人的一些支配权。

9.娱乐的需求

老年人没有工作负担，心情及生活比较闲适，希望有更多的娱乐场所与娱乐活动来满足他们的需求。娱乐活动可增进老年人体质，改善其心情，否则，会因长期不出门、不参加集体活动而变得孤僻、焦虑，甚至积郁成疾。

10.直爽需求

老年人因心理活动发生变化而心直口快，有的易多疑、多忧、多虑，有的求稳怕乱，有的唠唠叨叨没有休止。对老年人的这些心理特点，家人要以诚相待，说话不要转弯抹角，以免伤害老人，影响身心健康。

六、老年人常见的不良心理

不少老年人从工作岗位上退休回家后，无所事事，闲得无聊，于是整日心事重重，而一旦遇到一些不如意的生活小事后，心理疾病便"一触即发"。而良好的心理环境，可提高免疫力，增强抗病能力。老年人要保持好的心境，就要戒除以下有害的不良心理：

1.冷漠心理

有些老年人对与自己无关的人和事一概冷漠对待，甚至错误地认为，言语尖刻、态度孤傲、高视阔步，就是自己的"个性"，致使别人不敢接近自己，从而失去了更多的朋友。

2.自卑心理

有自卑感的人，在社会交往中办事无胆量，习惯于随声附和，没有自己的主见。这种心态如不改变，久而久之，有可能逐渐磨损人的胆识、魅力和独特个性，影响身心健康。

有自卑感的人，觉得自己处处不及旁人，在人前仿佛矮三分，猜想别人会嘲笑自己，于是不敢见人，不愿和人交谈，不喜欢和人共事，脾气古怪孤僻。

3.孤傲心理

自卑走到极端便会出现自高自大，成为傲慢。处处自以为是，致使周围的人对他敬而远之，他却自鸣得意。骄傲的老年人会目空一切，脾气暴躁。他们常常以辉煌的过去作为话题，但对于未来情况因没有肯定的把握，反而变得得过且过，在众多的情况下表现出沮丧、焦虑和不满。

4.急躁心理

有了自卑和自高，随同而来的是暴躁情绪，动不动就发脾气，脸红脖子粗，或吵，或闹，甚至骂人、打人、砸坏家具，然后心理上得到一种莫名其妙的满足。

5.怯懦心理

主要见于阅历较浅、性格内向、不善辞令的人。怯懦心理会阻碍自己计划与设想的实现。怯懦心理也是束缚思想行为的绳索，理应抛弃。

6.排他心理

对任何事情，不管是非曲直，你说好他偏说坏，你说一他偏说二，这种心理容易模糊是非曲直的界限，常使人产生反感和厌恶。人类已有的知识、经验以及思维方式等等，需要不断地更新，排他心理恰好忽视了这一点，它表现为抱残守缺，拒绝拓展思维，使人们只在自我封闭的狭小空间内兜圈子。

7.利己心理

有的人认为交朋友的目的就是为了"互相利用"，因此他们只结交对自己有用、能给自己带来好处的人，而且常常是"过河拆桥"。这种心理会使自己的人格受到损害。有的人把交朋友当作逢场作戏，往往朝秦暮楚，见异思迁，且喜欢吹牛。这种交往方式只是在做表面文章，因而常常得不到真正的友谊和朋友。

七、老年人常见的心理障碍

应该说心理障碍每个人都有，只是程度的轻重不同而已。有的老年人随着年龄的增大，心理上也发生了一定的障碍，变得和正常人愈来愈不一样，但这些障碍并没有影响到这些人的基本生活，所以也不会引起人们的特别关注，而这些心理障碍确实对身体健康有极大的破坏作用，常见的一些心理障碍主要有：

1.强迫症

有的老年人总在想一些没必要的事情，如老想工作做不好该怎么办，总是反复检查工作做得对不对。老年人的这种表现与过于谨慎的个性有关。

2.敌对症

有敌对症的老年人的表现是常发脾气，大叫；常与人抬杠，有理不让人，无理搅三分；有摔东西的冲动；想控制自己但控制不住。

3.偏执症

有偏执症的老年人总感觉自己的想法和别人不一样；总觉得别人在占自己的便宜；总觉得别人在背后议论自己；觉得大多数人不可信、不可靠；很难与他人合作。

4.抑郁症

抑郁是老年人的大敌，有抑郁症的老年人的表现总是感到苦闷、无精打采、提不起精神，严重的可能有自杀念头。

5.焦虑症

有焦虑倾向的老年人总感到莫名的紧张、坐立不安、心神不定；一点小事也会心理烦躁，不踏实，长此以往就会使病情不断加重，影响正常的生活。

中老年人心理健康及影响的因素

一、心理健康的标准

获得健康的心理状态是心理养生的首要目的。生物医学模式向生物、心理、社会模式的转化，使人们对健康的理解更加深刻和全面。现在一般认为，心理健康应具有以下几个方面的内容：

联合国世界卫生组织（WHO）对健康的解释为：健康不仅仅是没有疾病，而且是身体、心理和社会适应上的完好状态。

1.淡泊人生，泰然处之

心理健康的人能体验到自己的存在价值，既了解自己，又接受自己，即对自己的能力、性格和优缺点都能做出恰当的、客观的评价；对自己不会提出苛刻的、过分的期望与要求；对自己的生活目标和理想也能定得切合实际，因而对自己总是满意的。同时，努力发展自身的潜能，即使对自己无法补救的缺陷，也能泰然处之。

2.接受他人，善与人处

心理健康的人乐于与人交往，不仅能接受自我，也能接受他人，悦纳他人，能认可别人存在的重要性和作用。同时也能为他人所理解，为他人和集体所接受，能与他人相互沟通和交往，人际关系协调和谐；在生活和集体中能融为一体，既能在与挚友同聚时共享欢乐，也能在独处沉思时无孤独之感；在与人相处时，积极的态度（如同情、友善、尊敬等）总是多于消极的态度（如猜疑、嫉妒、畏惧、敌视等），因而在社会生活中有较强的适应能力和较充足的安全感。

3.情绪乐观，心境良好

心理健康的人愉快、乐观、开朗、满意等积极情绪状态总是占优势，虽然也会有悲、忧、愁、怒等消极情绪体验，但一般不会长久；同时能适度地表达和控制自己的情绪，喜不狂，败不馁，谦不卑，自尊自重，在社会交往中既不妄自尊大，也不退缩畏惧；对于无法得到的东西不过于贪求，争取在社会允许的范围内满足自己的各种要求；对于自己能得到的一切感到满意。

4.人格完整，处事和谐

心理健康的人，其人格结构包括气质、能力、性格和理想、信念、动机、兴趣、人生观等，各方面能够平衡发展。

作为人格完整的人，其整体的精神面貌能够完整、协调、和谐地表现出来；思考问题的方式是适中合理的，待人接物能采取恰当灵活的态度，对外界刺激不会有偏颇的情绪和行为反应，能够与社会的步调合拍，也能和集体融为一体。

5.正视现实，接受生活

心理健康的人能够面对现实，接受现实，能动地适应现实，进一步地改造现实，而不是逃避现实；对周围事物和环境能做出客观的认识和评价，并能与现实环境保持良好的接触；既有高于现实的理想，又不会沉湎于不切实际的幻想与奢望之中。同时，对自己的能力有充分的信心；对生活、学习和工作中的各种困难和挑战能妥善处理。

6.热爱生活，乐于工作

心理健康的人能珍惜和热爱生活，积极投身于生活，并在生活中尽情享受人生的乐趣，而不会认为人生是重负。他们在工作中能尽可能地发挥自己的个性和聪明才智，并从工作的成果中获得满足和激励，把工作看做是乐趣而不是负担。同时也能把工作中积累的各种有用的信息、知识和技能储存起来，便于随时提取使用，以解决可能遇到的新问题，克服各种各样的困难。

7.智力正常，智商较高

智力正常是正常生活最基本的心理条件，也是心理健康的重要标准。

智力是人的观察力、记忆力、想像力、思考力和操作能力的综合。一般常用智力测验来诊断人的智力发展水平。智力衰退，则健康衰退。

8.心理行为符合年龄特征

在人的生命发展的不同年龄阶段，都有相对应的不同的心理行为表现，从而形成不同年龄阶段独特的心理行为模式。中老年人心理健康也应与其年龄特征相吻合，也就是说这一阶段人的心理行为要符合年龄特征，当然，所说的心理健康的人只是应具有与同龄多数人相符合的心理行为特征。

总之，现代医学对于心理健康，尚未有公认的、统一的标准，但分析一下不同学者的见解，都涉及两大方面，即对于社会的良好适应，以及能动的创造性。但总体看来，似乎更为重视对社会的适应性。

二、影响心理的常见因素

影响老年人心理的因素有很多，但主要来源与老年人的社会环境、家庭环境以及老年人衰老引起的生理变化及疾病影响有关，这些因素是老年人心理不适的主要原因，了解这些原因的产生有利于老年人的心理养生。

1.社会角色转换

工作，是人服务于社会并从中获取自身生活报酬的重要手段，对多数人来说，工作不仅是谋生的手段，也与他的社会地位、人际交往，与他的尊严与卑屈、愉快与烦恼密切相关。

由于退休赋闲，不能继续在工作岗位上体现自己的才能与价值，减少了社会交往的机会，得不到过去工作中体验到的尊重，加之同龄亲友、同事、配偶相继去世，因此老年人可能会慢慢地产生失落感、无助感、孤独感和空虚感。

2.家庭因素

退休后，老年人的主要生活范围是家庭，因此，家庭的结构、家庭成员彼此之间的关系、老人在家庭中的地位等，对老年人的生活质量和身心健康影响极大。老年人所面临的主要家庭关系有：夫妻关系、两代人之间的关系以及祖孙之间的关系。各类纷繁复杂的家庭矛盾易成为老年人心理疾病的"导火线"，由此而感发严重的官能性恐惧症。

3.衰老因素

从生理和心理两个方面分析，老年人的某些神经生理系统的机能逐渐衰退，例如：听力减弱，视力下降，记忆力下降，特别是记不住琐碎小事，这些变化都可能引起老年人情绪上的焦虑、抑郁和孤独感。

4.遗传因素

遗传对老年人心理活动有一定的影响，尤其是一个人的体形、气质、神经结构的活动特点、能力与性格的某些成分等，都受遗传因素的明显影响。

有关资料表明，精神疾病的发病具有明显的血缘关系，其心理、情志活动与遗传关系紧密。

5.病菌、病毒感染

生物病毒感染，对老年人的心理活动也有一定影响，如流行性脑炎等中枢神经系统的传染病。有的老年人就是由于病菌、病毒损害了自身的神经系统，从而导致器质性心理障碍。

6.疾病因素

一些老年人喜欢没病找病，"对号入座"，结果使本已比较脆弱的心理更加脆弱，导致心理不适的出现。另外，某些严重的躯体疾病或生理机能障碍，也可成为部分老年人心理障碍与精神失常的原因。例如内分泌机能障碍，最突出的如甲状腺功能亢进，可导致敏感、易怒、暴躁、情绪不稳和自制力减弱等心理异常表现，而在机能缺失时，则可引起整个心理活动过程的迟钝，不仅智力受到损害，而且性格上还会变得幼稚、保守和狭隘。

7.意外伤害

不良的情绪可使意外伤害增加，同样由于意外伤害，如因摔

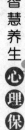
伤、车祸、碰伤或工作意外造成的脑震荡、脑挫伤等，也可导致有的老年人出现心理障碍，如意识障碍、遗忘症、言语障碍和人格改变等。

8.化学中毒

有害的有机与无机化学物质侵入人体内，可以毒害中枢神经系统，造成心理障碍，如酒精中毒、食物中毒、煤气中毒以及某些药物中毒等。有的老年人由于这些化学中毒的影响，会出现心理上的一些疾患和人格改变的情况。

三、影响心理的季节因素

1.春季对心理的影响

春天气候逐渐转暖，万物复苏，是一年中最美好的季节，也是中老年人心理最为舒畅的季节。然而，春天也是"百草发芽，百病发作"的季节，因此，春季做好中老年人心理保健养生同样重要。

"春夏养阳，秋冬养阴"，是我国古代医学家根据自然界四季变化对人体脏腑气血功能的影响而提出的养生原则。春日养阳重在养肝。五行学说中，肝属木，与春相应，主升发，喜畅达疏泄而恶抑郁。

所以，养肝首要一条是调理情志，春天应注意情志养生，保持乐观开朗的情绪，以使肝气顺达，可起到防病保健的作用。春之日，万物充满生机，人体因此肝气相对旺盛。这时，"性气不定，止如小儿"的老年人，更应注意心理调养。

春天，中老年人应常嬉游于万花之隅，沐浴明媚春光，或者借助春天宜人的气候，旅游踏青，可预防抑郁困倦，激发人对生命的珍惜和对大自然的热爱。

2.夏季对心理的影响

根据夏季时令变化规律，调摄人体精神气血与之相适应，进行养生保健的方法，属中医时间养生法。

夏季是一年中最炎热的季节，盛夏酷暑蒸灼，人容易闷热不安和困倦烦躁，导致心火旺盛。所以首先要使自己的思想平静下来，切忌脾气火暴，遇事一蹦三跳。因躁生热，要防止心火内生，心静自然凉。故夏季的养生重点是调息静心，劳而不倦，慎防中暑感邪。

夏之日，万物生长，繁茂秀丽，人的心火相对旺盛。精神调养，贵在安其心，调其神，培养乐观豁达的精神。夏季情志调养应以清静为原则，此期的老年人，应保持情志愉悦，切戒急躁发怒。夏日主火，内应于心，心藏神，主神志。暑气入心，易使心火上炎，使人烦躁易怒，焦急不安。由于老年人对外界不良刺激承受能力较差，思想容易波动而影响健康。

所以，夏季调神，首先要使自己的思想平静下来，避免生气和苦恼，防躁戒怒，清静养神。正如《摄生消息论》中所指出的："夏季更宜调息静心，常如冰雪在心，炎热亦于吾心少减，不可以热为热，更生热矣。"历代医家也强调："静养勿躁"，"节私欲，定心气"。在民间也有"心静自然凉"的说法。有条件的老人，可到风光秀丽的山林海滨消暑避暑，或垂钓于水边树下，或到清静凉爽的地方散步、练功打拳，或品茶、对弈、书画于书堂静室，以调节心气，陶冶情操，防止心火内生。

游乐宜清幽，炎夏不可远途跋涉，应就近寻幽。早晨，曙光初照，空气清新，可到草木繁茂的园林散步锻炼，吐故纳新。傍晚，若漫步徜徉于江边湖畔，那习习的凉风会使你心静如水，神怡如梦，涤尽心头的烦闷，暑热顿消。

3.秋季对心理的影响

秋天凉爽宜人，但气候干燥，气温变化不定，冷暖交替，常会给中老人带来心理、生理的不适。尤其是身临草枯叶落的深秋，对大多数中老年人来说，心中常会引起凄凉、苦闷、垂暮之感，易诱发消沉的心绪。所以说中老年人此期要慎防受自然衰败景象所染的悲戚之情。尤其是对于那些伤年华流逝、痛亲朋千古、叹此生禄禄者，常会发生腹胀气滞及情绪低落。秋风落叶，往往使人触景生情，特别是老年人易引起垂暮之感，回忆往事，而致情志疾病。因此，秋季讲究精神调养至关重要。

秋天，老年人应保持情绪稳定，多做一些自己喜欢的事情，如散步、练习书画、弈棋弹琴、植花养鱼、随意玩乐。这样，转移了目标，精神负担必然自释。不妨静下心来想想收获果实的愉悦，或以哲人眼光判别大自然季节交替所表现的春暖秋凉，保持神志安宁，收神敛气。

其次，要主动增加生活情趣。喜怒哀乐，人皆有之。秋天情绪低沉系自然气候影响人体的缘故，而主动增加生活中的乐趣实乃明智之举。如从事自己所嗜好的琴棋书画、养鸟养鱼、花卉盆景、写作、垂钓等等，使自己的情绪得以升华，及时转移自己的不良情绪。

三是要勤于运动。金秋季节，是开展各种运动的大好时光。勤于运动，不仅能增强体质，而且可改善心理状态。运动项目的选择以群体运动为主，诸如集体舞蹈等。有条件的中老年人不妨外出旅游，饱览自然风景，能使你有心旷神怡之感。

四是秋天应注意多吃一些有健脑活血作用的食物，诸如鱼类、蛋类、豆制品、核桃仁、牛奶等等，这些食物有利调节情绪。亦可酌情增加一些绿茶、咖啡等饮料，以改善心境。

4.冬季对心理的影响

严冬之时，木枯草衰，寒风刺骨，自然界毫无生机，常使人触景生情，抑郁不欢。科学证明，冬天确实易使中老年人身心处于低落状态。造成这种现象的主要原因有：冬季天寒地冻，户外活动受到限制，运动量必然会减少，从而影响中老年人的情志活动；受寒冷气候和景色衰败的影响，加之白日短促，冬夜漫长，老年人的心理上往往容易产生寂寞、郁闷、孤独、生活兴趣低落等情绪。所以说，冬季做好中老年人的心理调适非常重要。

如遇恶劣天气，不能外出，可以读读有兴趣的书，练练书法绘画，听听音乐戏曲，看看电视中的优秀节目，同老伴、家人漫谈，这些都可以振奋人的精神，排除心头不良情绪；也可以漫步于中庭或清静之处，这样可以使心情悠然爽朗，襟怀为之一畅；也可以新老朋友聚会一堂，品茶畅怀，消除冬季带给中老年人的不良影响，中年人则可以全身心地投入到工作中去。如果是由于季节给中老年人造成的心理不适，对这种不良情绪要及时疏泄。

冬天改变情绪的最佳方法就是运动，如慢跑、跳舞、滑冰、打球等。运动是消除冬季烦闷、保养精神的最好良药。

四、导致心理障碍的常见因素

影响心理健康，造成心理障碍的社会因素是复杂的，主要有生活事件与环境变迁、心理冲突和人格特点等。

1.生活事件

生活事件指人们在日常生活中遇到的各种各样的社会生活变动，如子女结婚、升学、求职、失业、下岗、亲人亡故等。由于生活事件的增加而产生的应激体验与各种各样的生理障碍和心理障碍有着明显的联系。例如，高血压、冠心病、糖尿病、类风湿性关节炎、胃肠溃疡、癌症、神经症、各种事故、意外损伤以及学习成绩的下降等，都与生活事件的明显增加有密切关系。

2.心理冲突

我们生活在这样一个世界，我们几乎天天都面临很多选择。做出选择意味着选择什么，同时又必须丢掉什么。而选择造成的心理冲突常常会对中老年人的身心健康产生不良影响。例如，如果一个人对某人不满，但又不想得罪对方，不能表达自己的情绪，就使自己处于心理冲突之中。大量的临床研究表明，一个人如果长期不能表达自己的愤怒和攻击情绪，就会对他的身体和心理健康产生消极影响。

3.特殊人格

某些特殊人格往往成为导致某种心理障碍或精神病的一种内在原因。例如强迫性神经症，其相应的人格为强迫性特征，具体表现为谨小慎微、求全求美、自我克制、优柔寡断、墨守陈规、拘谨呆板、敏感多疑、心胸狭窄、事事容易后悔、责任心过重和苛求自己等。再如，与癔病相联系的特殊人格特征是富于暗示性、情绪多变、容易激动、富于幻想、自我中心和爱自我表现等等。

中老年人心理养生宜忌

一、过度恐惧影响人的寿命

恐比惊相对来说，来势较缓。恐与惊密切相关，略有不同，多先有惊继而才生恐，故常惊恐并提。然惊多自外来，恐常由内生。恐，是指恐惧不安、心中害怕、精神过分紧张，时时提心吊胆，怕说错话，怕做错事，怕得罪人，甚至碰到无理的晚辈也会恐惧不安，此类中老年人时时处于精神的恐惧之中。恐惧给中老年人身心健康带来的影响是巨大的。

二战时，纳粹在一个战俘身上做了一个残酷的实验：将战俘四肢捆绑，蒙上双眼，搬动器械，告诉战俘：现在对你进行抽血！被蒙上双眼的战俘只听到血滴进器皿的嗒嗒声。战俘哀号一阵之后气绝而终。其实，纳粹并没有抽该战俘的血，滴血之声乃是模拟的自来水声。导致战俘死亡的，是"抽血"的暗示：战俘耳听血滴之声，想着血液即将流尽——死亡的恐惧不断产生，瞬时即导致肾上腺素急剧分泌，心血管发生障碍，心功能衰竭。

所以说，恐惧是中老年人健康的大敌，由于其正常生活被恐惧所包围，所以在精神方面会感到特别的紧张，表现为如临深渊、如履薄冰、人将捕之等。严重者亦可导致神昏、二便失禁。中医认为"恐伤肾"，恐惧过度则耗伤肾气，使精气下陷不能上升，升降失调而出现大小便失禁、遗精、滑泄等症，女性出现月经不调等症，严重的会发生精神错乱、癫病或晕厥，生活中这样的例子不胜枚举。所以说，恐惧情绪不利于中老年人的养生，恐惧是中老年人健康的大敌。

二、乐极生悲是猝死发生的原因

乐极生悲是指狂喜可以产生不良后果。人的情绪有两种：一是愉快情绪，二是不愉快情绪。无论是愉快情绪还是不愉快情绪，都要把握好它的"度"。

旧时有所谓"四喜"："十年久旱逢甘露，千里他乡遇故知，和尚洞房花烛夜，捐生金榜题名时"。这种突然的狂喜，可导致"气缓"，即心气涣散，血运无力而瘀滞，便出现心悸、心痛、失眠、健忘等一类病症。成语"得意忘形"即能说明由于大喜而神不藏，不能控制形体活动这一现象。

清代医学家喻昌写的《寓意草》里记载了这样一个案例："昔有新贵人，马上洋洋得意，未及回寓，一笑而逝。"《岳飞传》中牛皋因打败了完颜兀术，兴奋过度，大笑三声，气不得续，当即倒地身亡。

国内某医院有一个患急性心肌梗死的患者，经过住院治疗，病情已经大有好转。出院的那一天，她突然见到远在千里之外的女儿从外地赶来接她，因其兴奋过度而倒在地上死了。

国外有一位贫穷的鞋匠，生活异常艰辛，但有一次，这位鞋匠买了一次彩票竟意外中奖，在确知自己中了百万元的巨彩后，竟高兴过度，"因乐暴亡"。这位鞋匠直到入殓之时，仍面带笑容。

这些例子皆说明，暴喜、大喜、狂喜不利于健康。这种因过度兴奋造成的猝死，时常发生在中老年人中间。人过中年，全身的动脉均会发生程度不同的硬化，营养心肌的冠状动脉当然不会例外。如若心脏剧烈地跳动，必然增加能耗，心肌将会发生相对的供血不足，从而出现心绞痛甚至心肌梗死，或心跳骤停。这是"乐极生悲"的一个原因。此外，"乐极生悲"还可致血压骤然升高，健康的人尚可代偿，若已患高血压症，过度兴奋就会导致"高血压危象"，表现为突然感到头晕目眩、恶心呕吐、视力模糊、烦躁不安。"高血压危象"尽管可能持续几个小时，却可能由此引起脑血管破裂发生猝死。

可见，任何情绪的过分激动都是不可取的。对于喜事与悲事、兴奋与气愤、顺境与逆境、快乐与痛苦等，都应采取"冷处理"的方法，善于自我调节情感，保持稳定的心理状态，一定注意不要超过正常的生理限度。

三、思虑太过确为健康大敌

思，是集中精神考虑问题，但思虑过度也会导致多种病症。其中最易伤脾，脾胃运化失职，则食欲大减，饮食不化，故中医有"思虑伤脾"之说。

据《吕氏春秋》记载，齐闵王因为思虑过度，损伤了脾胃功能，以致积食内停，日渐消瘦，精神不佳，而久治不愈，许多医生治疗也没有效果。后经文挚用激怒的方法，令其吐出胃中积食而告愈。

临床中有这样一个案例：一中年妇女的女儿第一次赴外读书，该妇女非常喜爱自己的女儿，但由于路途遥远，无法见到其女，日夜思念，天长日久，致使她的情绪无法疏解，开始出现饮食减少，以至于发展成消化性溃疡。后来其女放假回到家中，其母情绪好转，疾病也很快痊愈。

事实上，现实生活中因过度思虑以致生疾的例子举不胜举。以上两例说明思虑太过可以致病，思虑太过是中老年人健康的大敌。如在工作中无休止地思考问题，过分思念远方的亲人和已故的友人，皆可造成人体机能的紊乱，这就是中医学所说的思则气结。现代医学研究也证实，长期从事脑力劳动，大脑高度紧张的知识分子，易患心脑血管疾病和消化道溃疡病，这和中医学的"思虑损伤心脾"的理论是一致的。

四、疑心太重实是自寻烦恼

有这种心病的人，总以为别人在暗算自己，不是在背后说自己的坏话，就是在做小动作。别人的一言一行都得提防，因而整日坐立不安，以至晚上失眠，白天精神不振。

唐代李肇所撰《唐国史补》中就有一则疑毒锁井的故事：李蟠经常怀疑自己会碰上毒物，怀疑什么都有毒，就连饮水的井都锁上，最终患了"疑心病"，不治而亡。

中医学认为，心是精神所住的地方，但其若受外界事物的影响，心因不除，心病则终身也难以痊愈，其病根在于疑惑。有猜忌心理的人，往往爱用不信任的眼光去审视对方和看待外界事物，捕风捉影，节外生枝，说三道四，挑起事端，其结果只能是自寻烦恼，害人害己。人际关系敏感的中老年人总感觉别人对自己不友好，其他人不理解、不同情自己；当别人看他或议论他时总感觉不痛快；有的甚至担心子女图财害命。

五、妒忌心理害人害己损身体

自己无能，却嫉妒别人的成就，不考虑怎样奋起猛追，却希望别人栽跟头，方能出气。没有"大量大才"，而又"嫉贤妒能"，这可以说是一切嫉妒心强的人的共同特征，是以自我为中心的病态心理。

《水浒》里的王伦，嫉妒心极重，当林冲、晁盖等初上梁山时，他深知这些好汉武艺比自己高强，硬是不肯收留。林冲忍无可忍，当众怒斥王伦说："这梁山泊便是你的？你这嫉贤妒能的贼！你也无大量大才，也做不得山寨之主！"最后招来杀身之祸。

一般说来，强者不会嫉妒弱者，但是，弱者又不是对所有强者都嫉妒。嫉妒往往产生在两个原先水平相仿的人中间。比如，甲乙两人本来关系很好，工作能力也差不多，突然有一天甲的成绩超过了乙，因而受到了领导的器重、大家的敬仰，乙不能正确对待，就会产生嫉妒心。

妒忌是一种极为有害的心理疾病，中老年人只有除去妒忌之心，才能有一个好的身体，否则只能给自己找来事端。

六、无病生疑——自找病

人到中老年，由于身体素质的不断下降，许多慢性病慢慢出现，因此，提高警惕，注意早期病症是完全必要的。但是也有一部分中老年人，过分关注疾病，遇到一点小病，往往担心自己得了不治之症，忧心忡忡，草木皆兵。

退休职工刘某在单位的例行体检中，查出患有萎缩性胃炎。回家后，他抱来一大摞医书，自己对号入座。他看到此病症状与胃癌部分症状相同，开始整日胡思乱想，彻夜难眠。处于精神崩溃边缘的他，变得脾气暴躁，疑神疑鬼，天天同儿子吵架，与女儿斗气，要去检查。

这种疑病心态是一种无形的精神压力，经常处于这种心理状态，必然影响生理机能，削弱机体的抗病能力，从而给疾病的侵袭大开方便之门，而高血压、冠心病这些心身疾病则更易发生。有的患者一旦有病，心情特别紧张，而越紧张越感到病情重，疾病也愈不容易好转。

七、情绪过度紧张是百病之源

中老年人由于生理和年龄的关系，往往容易使情绪过度紧张，而岂不知，工作和生活造成的过度紧张情绪是各种疾病产生的根源。生活和工作的有张有弛是缓解过度紧张情绪的主要方法，否则，一旦形成了情绪过度紧张这一不良习惯，百病缠身只是时间问题了。

《三国演义》中有这样一段描述：曹操自从埋葬关羽后，每夜合眼便见到关羽，使他十分惊恐，为了求得安宁，躲避行宫旧殿的"妖怪"，于是决定砍树建造新的宫殿，谁知当他举剑去砍伐一颗几百年的老梨树时，竟然出了怪事，一剑劈下，树中的血溅了他一身。曹操十分惊恐，当晚睡不安稳，只好坐在殿中，靠着茶几打盹。忽然看见那个被砍的"梨树神"身穿黑色衣服，举起宝剑向他砍来，曹操惊叫一声醒来后，顿觉"头痛欲裂"，从此以后，经常发作，苦不堪言。

以后又遭几次惊骇，病情加重，不治而亡。

上述故事虽然带有夸张的色彩，但也说明了一个道理，即强烈的紧张情绪可以引起剧烈的头痛。在实际生活中，由于过度紧张，中老年人出现头痛、心悸、眩晕、高血压、冠心病等各种疾病的事例屡见不鲜，只有做好自我调节，才是防治疾病的根本。

八、气急暴怒为伤身折寿之因

怒，指暴怒或怒气太盛。它是由于某种目的和愿望不能达到，逐渐加深紧张状态，终于发怒。可表现为暴跳如雷、拍桌大骂、拳打脚踢、伤杀人畜、毁坏器物。轻者会肝气郁滞，食欲减退；重者便会出现面色苍白、四肢发抖，甚至昏厥死亡。可见，暴怒对于中老年人的危害非常之大。

《三国演义》第九十三回叙述"武乡侯骂死王朗"这一段，诸葛亮就是利用王朗年老体弱而又十分好气的心理状态，痛斥其食汉禄而背主事曹魏的罪行，使王朗在两军阵前"气满胸膛大叫一声，撞死于马下"。周瑜是一位文武筹略、雄姿英发的将才，但好生气发怒，最后在诸葛亮"三气"之下，大怒不止而死。

当然，若是轻度的发怒，不仅不会对中老年人的身心健康造成大的影响，况且还有利于压抑情绪的宣泄，有益于健康，这就是说什么事情都有个度的问题。《三国演义》中对这些暴怒气绝的描写，不一定是历史的真实，但是它描述了激动对于一般人特别是对于中老年人的危害是很有道理的。以上虽说是小说的虚构，但也充满了保健心理学的原理。由此看来，情绪虽然不是像病原微生物、理化因素等直接致人于病或致人于死，也不像药物和理化治疗那样有直接的治疗或毒副作用，但是情绪既能从积极方面促进人的健康，更能从消极方面致人于病，甚至致人于死。

所以，中老年人遇事一定要冷静，因为只有冷静，才能积极思考，想出对策，圆满解决问题。而大怒则于事无益，只能招来灾祸，尤其是对于患有高血压、心血管疾病的患者。

九、悲而太过影响身心健康

悲，是指悲伤、悲痛、悲哀，悲时发声为哭。悲与忧思关系密切，悲者大多伴有忧思，所以悲时也可出现脾胃功能运化减弱的现象。如幼年丧母、中年丧偶、老年丧子，或者是失恋，或者是丢失了心爱的珍贵物品，或者是遭劫受灾等等，都会感到非常难过和伤心，伤心到极点便会变成沮丧和绝望。

《续名医类案》中记述了这么一则案例：古代有一位县差用铁索锁着犯人赶路，犯人借县差不注意的时候，投河而死。犯人家属上告县差将犯人威逼而死，县差为了洗清罪名，花费了不少钱财，忧愤、悲伤至极，时常叹息声不断，以至患病，胡言乱语，出现精神异常。医家指出此案与患者破财以至过度悲伤、不能自我调节有关。

总之，悲的产生与失去所追求、所盼望的事物和目的有关，悲哀的程度与失去的事物的价值有关。若悲哀太甚，可致心肺郁结，意志消沉。正如《黄帝内经》所说："悲则气消"。悲时出现的忧愁太甚者，皆为气消的表现。人们常说的"悲痛欲绝"，就是说过于悲伤，还可引起昏厥或突然死亡。悲伤过度的人，初则精神不振，凝思懒言，淡漠消沉，不思饮食，胃脘满闷；继则伤及脾肺之气，出现自汗怯寒，喘乏少气，饮食不化，肠鸣腹泻等。悲伤太过者比其他人更容易得癌症或别的疑难重症。有的中老年人，随着年龄的增大和生活环境的变化，一生当中，一些不幸的事常常浮现在眼前，时不时不觉悲从中来，从而引发了许多不该出现的病症，影响健康。

十、过度忧愁是早衰早逝的病因

忧，是指忧愁、苦闷、担心。过度忧愁表现在情绪上，可使人失去欢乐，悲伤恸哭，气怯神弱。轻者，愁眉苦脸，闷闷不乐，少言少语，忧郁寡欢，意志消沉，独坐叹息；重者，难以入眠，精神萎颓或紧张，心中烦躁，并会导致咳喘、噫逆、呕吐、食呆、失眠、便秘、阳痿、癫痫等症，甚至诱发癌症或其他疑难重症。所以，俗话说：

"多愁多病，越忧越病"、"忧愁烦恼，使人易老"、"愁一愁，白了头"。

事实上正是如此，东周伍子胥，因无计闯过昭关，一夜之间愁白满头青发；唐代文学家柳宗元，才华出众，但由于遭到打击，长期被贬，沉闷、忧郁的贬谪生活把他折磨得形容憔悴，体质虚弱，得了毒疮又患霍乱，47岁就含恨长逝。

有的中老年人，整天生活在忧愁之中，心事重重，凡事总朝坏处想，好像树叶落下来都会砸破脑袋似的，本来不该他操心的事，他偏要操心；本来不应着急的事，他也要着急，结果不但于事无益，反而愁出了一身疾病。

古人云："未事不可先迎，遇事不可过忧，既事不可留住，听其自然。应以自然，任其自去，愤愤恐惧，好乐忧患，皆得其正，此养心之法也。"

十一、意外受惊可致人猝死

惊，是指突然遇到意外、非常事变，心理上骤然紧张。如耳闻巨响、目睹怪物、夜做噩梦等都会受惊。受惊后可表现为颜面失色、神飞魂荡、目瞪口呆、冷汗渗出、肢体运动失灵，或手中持物失落，重则惊叫，神昏僵仆，二便失禁。中医早就有"惊则气乱"之说，几乎每个中老年人都有这样的体验，惊慌时会感到心脏怦怦乱跳，这是由于情绪引起交感神经系统处于兴奋状态的缘故。中老年人突然受惊，血压升高，也是最常见的表现。

临床中曾有一则案例，有一老年男子，既往有冠心病、高血压病病史，有一日在家中看书，忽然从身后跳出一只猫来，使他大吃一惊，心脏病发作而突然晕倒，家人赶快将其送往医院，后经抢救无效，不治而亡。这样类同的事例很多。

科学试验表明，由惊恐所致血压升高，大多表现为收缩压升高，其机理是心脏搏出的血量增加。

现代科学研究也证明，受惊可使人的血压升高。有人特制了一张靠背椅，让受试者紧靠椅背而坐，并测量了血压。随后突然按动电钮，椅背立刻倒下，这人突然受惊，血压便骤然上升。所以在生活中，在中老年人不注意时，不宜与其开玩笑，进行突然惊吓有可能造成意想不到的后果。

中老年人心理养生的方式方法

一、心态平衡——寿比南山的法宝

本法指克服私欲，淡泊名利，宽容别人，心存善良，达到精神上乐观，取得心态平衡的一种养生法。即精神上的乐观，生活上的知足。首先，当去除名利思想，"于名于利，若存若亡；于非名非利，亦若存若亡"。其次，当节喜怒，因为五志七情之变，最能伤人精神，如怒伤肝，喜伤心，思伤脾，忧伤肺，恐伤肾。一旦抑郁成疾，则非药物所能疗，又非别人所能解，只能自制自克，才能保持健康。再者，当不近声色，不妄作劳。若乐而忘返，损精耗气，则病变百出。《素问·上古天真论》曰："恬淡虚无，真气从之，精神内守，病安从来？"所以人要有所追求，但不可奢求。奢求不得，会气阻伤身。

据有关资料显示，我国百岁以上的老人，普遍心态平衡，生活知足。他们性情温和，待人宽厚，睦邻相处，很少与邻居闹纠纷；他们心平气和，不生气，不动怒，不喜欢与人发生冲突，很少有人为自己的私利与人争吵；他们性格开朗，爱说爱笑，很少忧虑。有人总结了这些人的长寿之道就是心态平衡，遇事想得开。

市场经济，机会增多，但机遇、运气等各种因素并不均等。中老年人应求其所能求，舍其所不能求，心安自得而培养元气。欲望强烈之人有损元气，健康无从谈起。孔子说得好："人老了，气血已衰，戒之在得。"《聊斋志异》的作者蒲松龄也指出："心之逸者其神定，观之达者其形固。"古往今来人们在谈到养生长寿之道时都十分强调这一点。在平时，想着人上有人，天外有天，人不可与人比，比上不足，比下有余等这些道理，心态就容易平衡。就连郑板桥的名句"难得糊涂"，也含有很多积极意义。所以，中老年人要淡泊名利，精神上有所寄托，有超脱权位名利等世俗观念之外的追求，体内永远保持一种蓬勃浩然之气。

二、静志养神——休闲养生的绝招

人的神志保持安宁，则病少，健康长寿，即使患病，也易于治疗，康复较快。反之，如果神志动躁不安，不但易于患病，且病也难以治愈。《素问·上古天真论》指出："恬淡虚无，真气从之，精神内守，病安从来？是以志闲而少欲，心安而不惧，形劳而不倦，高下不相慕，其民故曰朴。是以嗜欲不能劳其目，淫邪不能惑其心，……所以能年皆度百岁，而动作不衰。" 意思是说，一个人志意清闲而没有什么过高的精神要求，精神就安定，当然就不会有什么惧怕的事情。从事一定的体力劳动而不过度劳累，气就能得到所养，因而也必然得到顺从。由于静志安神少欲，所以他们的欲望一般都能得到满足，无论粗精食物都吃得很甜，不论美丑衣服都随便穿戴，不论什么风俗习惯都善于适应，高忘其贵，下安其份，不论高低贵贱都不计较。各种嗜好欲念，淫邪诱惑，都不能动摇其意志。静志安神，清心寡欲，所以能活到百岁而动作不衰。

要保持身体健康，必先保持心理健康。而要做到此点，最好的方法就是"恬淡""清虚"，使外邪不入，内心安定。事实上清静养神这一方法对中老年人健康长寿非常有益。

《古今图书集成·医部全录·医术名流列传》转引《东昌府志》就有这么一则案例：今山东聊城西北有个叫李通政的人长期患病，许多医生都认为不可治愈，医生麻东辉（明代嘉靖年间医家）诊病后认为：疾病是由于心火郁结，不用吃药，只要在清静之处，清心静养，使其思念专一，三十日后疾病就能够痊愈。后来李通政按照他的指点在清静之处平心静坐，三十日后果然痊愈。

我国古代医学思想家受道家思想的影响，也莫不主张清静养神，自《黄帝内经》起即形成了此种传统，认为"静则神藏，躁则消亡"。

静志安神，清心静养，古人提倡"十二少"，戒除"十二多"。"十二少"指："少思，少念，少欲，少事，少语，少笑，少愁，少乐，少喜，少怒，少好，少恶。"行此"十二少"，养生之都契也。"十二多"指："多思则神殆，多念则志散，多欲则损志，多事则形疲，多语则气争，多笑则伤脏，多愁则心慑，多乐则意溢，多喜则妄错昏乱，多怒则百脉不定，多好则专迷不冶，多恶则憔煎无欢。"此"十二多"不除，丧生之本也。

在充满变幻和快节奏的现代生活中，人们的确比以往任何时候都更需要放松一下自己，中老年人应该利用静默片刻这种每个人都有能力运用的方法修身养性。每天白昼如能保持大脑安静半小时或一小时，可充分发挥脑细胞的潜力，协调生理与情绪，减少热能的消耗。大脑安静使肌肉容易放松，气血畅通，达到"心静神安，老而不衰"的境界。

三、情绪乐观——百病不生的良方

情绪乐观是指保持和畅愉快、开朗豪放情怀的养生法。"乐观者长寿"，这句话很有道理。人常说："笑一笑，少一少；愁一愁，白了头。"说明情绪不仅会影响人体机能，甚至影响人的寿命。因为情绪和人体内分泌系统分泌的激素大有关系。快乐之所以让人长寿，身体健康，即使是在艰难贫穷的生活环境中也能健康生存，这主要是因为它能够帮助机体调节免疫机能，对抗恶性事件打击，消除不良情绪，使我们身体内部器官运行得更协调，使我们的血压更稳定，血液循环更畅通的缘故。所以我国民谚中便有"笑一笑，十年少"的谚语。

可以毫不夸张地说：乐观，直接关系到一个人的年轻与衰老。因为乐观能使人解除忧郁和烦恼，能使人解除悲哀与绝望。

乐观能使身心保持年轻，使精神宽松而不必紧张地生活。当今，不少人为留住青春而不惜血本地求助于药物，实际上，乐观就是最经济又功效最佳的青春长驻的保健品。

　　忧戚者短命，快乐者长寿，这是大自然铁的健康法则。我们既然活在这个世界上，就应该以积极、向上、乐观的态度面对生活，应该善于找乐，善于满足，善于安排自己的生活。在许多时候，一个人幸福与否，生活质量高低，并不完全在于他的职位高低，他腰包中鼓胀的程度，而在于他的心境状态，他的健康水平，他对自我生活的满意度。现代医学实践也证明，高血压、冠心病、癌症、胃肠溃疡、糖尿病、哮喘等躯体疾病与不良情绪有密切的关系。良好的情绪不仅可以抵制消极情绪的不良影响，而且还可以通过神经内分泌系统使体内环境处于稳定的平衡状态。乐观是心理养生的不老丹，乐观是一种积极向上的性格和心境。它可以激发人的活力和潜力，解决矛盾，逾越困难；而悲观则是一种消极颓废的性格和心境，它使人悲伤、烦恼、痛苦，在困难面前一筹莫展，影响身心健康。从一些长寿老人的经验来看，情绪乐观是一个人身心健康必备的条件。

　　美国记者卡曾其，得了一种叫脊髓性感觉缺少症的病，行动十分艰难，浑身疼痛。一次，他发现笑过之后疼痛减轻了一些。自此，他坚持用笑来治病，并且有规律地适度大笑。几年之后，病痛全消。

　　据对我国新疆地区百岁以上老人考证，生活在此地区的大多数百岁老人青壮年时就喜欢唱歌、跳舞，到现在仍喜欢听音乐。他们心胸开阔，遇事不慌，笑口常开，不急，不发愁，不后悔，想得远，想得通，能提得起，也能放得下，用他们子孙后代的话来说："天塌下来也不急"。可见，情绪乐观是其主要的长寿之道。

　　在我们每个人的生活中，道路不尽平坦，都会碰到挫折与失败。而挫折与失败，常使人懊丧颓废，精神萎靡不振，这样必然会严重损害一个人的身心健康。但是如能保持乐观进取的情绪，正确合理地平衡自己的心态，就会获得巨大的精神上的解放。对一个人的一生来说，这种来自自我的解放，实在很重要。而抑郁者则恰恰相反。一是他们的自杀倾向高，抵抗不良刺激、恶性情绪的能力差，几乎是像风雨飘摇中的破船一样，稍有三尺风浪便会沉没。二是他们的慢性疾病多，或是因为免疫力下降带来的经常感染，或是因大脑功能失调导致的失眠、食欲不佳，或是不明原因的头昏、关节肌肉疼痛等等，这都是使他们体质下降的重要原因。三是他们不良嗜好多，保健意识差，大多沾染酗酒、吸烟等坏习惯，有的甚至陷入吸毒、嫖赌的泥潭，这些不良习惯使他们的体质不断下降，使癌症、心脑血管病和慢性支气管炎、肝炎等不请自到。四是经常性的情绪低落会干扰神经系统的平衡协调，降低心血管系统的调节能力，对免疫系统带来强烈抑制。

一个人情绪是否乐观，重要的是体现在逆境之中。如果在逆境中能保持乐观的情绪，不管逆境、顺境皆能泰然处之，时刻保持一种纯真欢乐的心境，方谓懂得养生的真谛。

四、积极向上——永不衰老的象征

人的健康是争取来的。这个争取，是心理上的积极，行为上的主动。只有以积极的心理迎接生活，才能使养生收到效果。人生道路上有风有雨，有阴有晴。对此消极待之，则是苦是怨，愁煞人也；而积极相对，就可视之是情是趣、是快慰、是欢乐，就像苏轼所说的"也无风雨也无晴"。达到这个境界，养生活动便成功了多半。有了积极的心理，我们将会从逆境走向顺境，从挫折走向成功，从苦恼转化为快乐。

唐代诗人白居易便深谙此道，他被贬为江州司马时，不但没颓废伤感，反而说庐山是他向往已久的地方，始终保持了一种积极向上的情绪，故能在那里与青山绿水为伴，活到75岁。

因此，有了积极向上的心理就能使人在逆境中面对失败而拥有坚定的信心。信心是一种精神力量，是哲人所说的"半条生命"。积极向上的心理则是树立信心的首要条件。积极与消极的生活态度，是左右人们心理健康与否的两大因素。消极的生活态度是低沉的、空虚的、乏味的，它会使人精神颓废，病态萌生。反之，用积极向上的心理指导生活，就能使人向上、充实、多趣、神采飞扬、洒脱轻松。

养生实践告诫人们：积极向上的心理与健康为伴，消极同羸弱相随。要想心身健康，就要常常保持积极向上的心理。

五、心理调节——识时务者的良药

心理调节是指通过调节自己的情绪，保持乐观喜悦的心情的一种养生法。人应当天天拥有好心情，但社会竞争的激烈，人际间复杂的关系等，都会影响心理情绪，故现代人要善于调节心理。心情不佳时，可通过变更不利环境、自我安慰、适度宣泄、多看好书、多交益友等途经来提高人格品质，改善心理状况。

祖国医学认为，一个人的心理状态，即人的情绪与健康息息相关："怒伤肝，喜伤心，思伤脾，忧伤肺，恐伤肾。"因此在日常生活中，激怒时要疏导、平静；过喜时要收敛、抑制；忧愁时要释放、自解；思虑时要分散、排遣；悲伤时要转移、娱乐；恐惧时要寻求支持和帮助。这对于强身健体、防病祛疾十分有益。

心理调节要比生理调节复杂得多。生理上如果出现了偏盛偏衰，可借助于药物，"寒者热之，热者寒之，虚者补之，实者泻之"。如疲劳时采用休息微调，消化不良时采用减少饮食微调，大便干结时用多食蔬菜微调，营养不良性贫血用增加营养微调等。而心理调节主要靠自身的调节，一个人身心是否健康，取决于心理调节水平的高低。

对于疾病也是一样，有的中老年人患了病，能很快调节好心理。如同时患了癌症的人，面对癌症，有的很快从不良情绪中解脱出来，坦然应对，并积极治疗；有的则萎靡不振，忧心忡忡。能从中解脱者，往往也是生存者，相反，如果不能从不良情绪中解脱出来的人，很快就会去世或失去健康。

这种事例在社会生活中是屡见不鲜的。有许多中老年人在离、退休之后，能够很快调节自己的心理，从事各种有意义的活动，如科学工作、文化艺术活动等，这样，他们的精神有了寄托，甚至比离、退休前更为振奋。因此，离、退休以后应当树立新的生活目标，积极为

上篇：心理保健的基础知识

实现这一目标而努力工作。与此同时，做到日常生活规律化，节制饮食并努力改善生活条件，积极进行体育锻炼，丰富文化艺术生活，使自己有充实的精神生活。这一切，都是同衰老作斗争的有效途径。所以说，不管遇到了什么事，关键是要调节好自己的心理。

六、想像畅怀——调精怡神的秘方

想像畅怀，即是利用各种不同的想像来达到调节精神、愉悦身心的一种养生法。想像蔚蓝的天空，使人胸襟开阔、宁静爽朗；想像蓝天与草原，令人心旷神怡、舒畅豪放；想像白云，有轻松安逸之感；想像五彩霞光，给人以温暖、悠闲、安宁和美好的联想；想像皓月当空，思念之情便会油然而生；想像青山幽谷，使人神清气爽；想像黄河，令人神情激荡；想像长江，促人奋进；想像甘甜的泉水，使人心平气和；想像童颜之天真活泼，可纠成人过于拘谨之偏；老人想像青壮年之朝气，可扫暮气与沮丧；想像姑娘的文静与温柔，有利于改掉粗俗之陋习；出门在外，想像亲人的期盼，常能激发奋发向上、不甘人后的豪情；回忆取得的成就，令人自信自尊；想像以往喜悦之事，喜悦之情油然而生；回忆昔日趣闻，可放松神经，解除人与人之间的隔阂；想像雄鹰展翅翱翔，能激发人奋发向上；想像美味佳肴或梅、橘、杏，可令人口舌生津、胃口大开。

以上列举的只是想像养生中的一小部分内容，由于每个人生活的经历不同，所想像的事物虽然相同，但产生的结果却不尽相同。因此，各人可结合自己的体会，尽量想像能愉悦身心的事物，以利于调节和放松精神，从而达到养生的目的。

想像畅怀不但可用于养生，同样可用于治疗，使人达到美好而神往的理想境界，神思流畅，超然于目前的困境而病愈。古代常将此寓于文学作品之中。

《古今图书集成·医部全录·艺文》中就有类似的记载：晋侯为策划进攻秦国而思虑致疾，秦国派名医医和为之治病，医和了解到晋侯的病因后，采取了心理治疗的方法。首先描述了楚国的山川秀丽，林壑幽深，地大物博；其次，在夸张想像后联想到楚国的国情，王公奢华而人民贫困；最后说楚欲攻秦，而秦则修国政以取信于民，反而以小制大，以弱制强。通过层层分析，终于使晋侯放弃了进攻秦国的计划，除去了心中的病根，疾病不药而愈。

总之，面对现代人紧张的生活，如果能让您的想像力自由地奔驰，对你的身心会带来无限的好处。试着想像可以让您自己感觉到很温暖、平静、完全放松且吸引您的平静画面，试着想像其中所有的细节，则会受益匪浅。

不管何时何地；只要您感到需要放松，恢复到轻松生活的时候，不妨做个"白日梦"，运用您的想像力，想像或回忆生活中最舒服放松的一个画面，就可以给自己的心灵放个假。

七、博爱无私——圣人长寿的秘密

博爱无私是指保持博爱之心，广交朋友，建立友谊，先人后己，克服私欲，取得心理平衡的一种养生法。博爱与善恶影响一个人寿命的长短，这是国外某大学调查研究中心对2700多人进行14年跟踪调查得出的结论。

美国科学家经过长期研究惊讶地发现：一个乐于助人、和他人相处融洽的人预期寿命显著延长，在男性中尤其如此；相反，心怀恶意、损人利己且和他人相处不融洽的人死亡率比正常人高出1～5倍；那些性格孤僻、不愿参加社会活动的人死亡率比正常人要高。人与人之间感情亲密、相处融洽会增加他们的免疫功能，增进健康。

因此，可以说中老年人具有博爱之心是身心健康的重要保证。博爱善良的人长寿的原因是：从心理角度来看，乐于助人可以激发人们对他的友爱和感激之情，他从中获得的内心温暖缓解了他在日常生活中常有的焦虑。从免疫系统角度看，经常行善有益于增强人体免疫系统功能。相反，一个心怀恶意、损人利己并和他人相处不融洽的人寿命就比较短。一个心脏病常常发作又对他人怀着敌意的人，其心脏冠状动脉堵塞的程度就越大。视别人意见为敌的人，往往一触即发，暴跳如雷，非常容易使血压升高，甚至酿成任何药物都难以治愈的高血压。至于那些贪污受贿、盗窃等违法乱纪之人，因为他们做贼心虚，所以经常坐立不安、失眠、烦躁，他们不敢把自己的丑事向家人透露，终生背着一个沉重包袱，他们的精神压力有增无减。这种人的寿命无论如何都比大多数人短。

八、养性立志——衰老颓废的克星

养性立志是指通过培养高尚的道德情操，养成坚韧不拔的毅力和良好的性情，树立远大的志向，从而促进身心健康的养生方法。

养性立志，一是养德行善，二是胸怀大志。养性，就是要丰富知识，增加智慧，养德行善，改善性情，适应社会。立志是精神上的自我强化剂，是唤起蕴藏在内心力量的号角。胸有大志，毅力坚强，就能够有意识地控制和调节自我情绪和行动，在生活的道路上奋力不息。树立高尚而坚定的信念，不仅是事业成功的基本保证，而且是健康长寿的精神支柱。否则人心一懒，则百骸俱惰。

事实证明，信念、志向的力量是惊人的，它是祛病延年的武器，不良情绪的克星。古往今来，志向高远者也往往是长寿者。生活实践中往往有这样的情况，有的人由于有远大的理想，坚定的信念，即使身处绝境，也会在信念、意志的支撑下走出困境，到达另一新的境界；有的人则由于没有坚定的信念而早逝。但不是说有了远大的志向，就一定能够健康长寿。在树立远大志向的基础上，还需遵循养生之道。如著名军事家、文学家曹操在此方面就有深刻的论述。他在《龟虽寿》中写道：

神龟虽寿，犹有竟时；
腾蛇乘雾，终为土灰。
老骥伏枥，志在千里；
烈士暮年，壮心不已。
盈缩之期，不但在天；

养怡之福，可得永年。

幸甚至哉，歌以咏志。

这首诗表达了一种自强不息、老当益壮的进取精神和豪迈气概，同时指出了人们不应甘于将寿命让天来掌握。因此，一定要注意养生之道，争取延年益寿。距今约有两千年的曹操就敢于提出要与天争寿，要遵循养生之道，这个观点确实难能可贵。

人生不能无志，立志有益于健康。然而，有志者立长志，无志者常立志。在生活的征途上，我们中老年人要坚定信念，热爱生活，热爱工作，追求知识，改造自然，奋发向上，不断进取，寻求生活的乐趣。不管生活的道路上有多少挫折和困难，都不要悲观失望。

九、发泄悲郁——调节情志的良方

本法是指通过宣发疏泄畅达的方式，使心中的悲伤郁闷得以发泄，以调节情绪达到养生防病的一种心理养生方法。悲哀是一种消极情绪，最易损伤人之神气。

古人曾说："不如人意常八九，如人之意一二分。"现实生活中，一般来说，人的一生处于逆境的时间是大大多于顺境的时间。即使是历史上的帝王将相，现代生活中的富豪、名人，都无法摆脱各自的忧伤和烦恼，更何况于常人，生活中的悲郁之情更是不计其数。

长寿健康老人也是如此，经对许多长寿健康老人调查，这些老人同我们常人的生活没有任何不同，生活中的不顺之事，生活中的悲郁之情，时常有之，有的人一生遇到的悲伤不计其数。但这其中的大多数人，有了悲郁之情都能正确对待，及时转移，及时发泄，没有人将悲郁藏其于心，长久不忘。

中医学认为："百病皆生于气"，如果郁结的不良情绪是暂时的，机体很快可以恢复正常。但如果不良情绪过分强烈或持久，就可能造成脏腑功能失调而引起多种身心性疾病。

现代研究证实，持久的不良情绪特别是表现为烦恼、忧郁、悲伤的情绪，如果长期得不到发泄，可通过神经、内分泌系统影响机体的免疫功能，使人体对细菌、病毒及肿瘤细胞的抵抗力下降。

解除悲郁的最好方法是及时发泄。发泄能使人从苦恼郁结的消极心理中得以解脱，尽快恢复心理平衡。利用倾诉和交谈或其他方法进行感情宣泄，心理学上称为"发泄疗法"，也就是中医认为的"郁则发之"。

十、嬉笑养生——返老还童的方法

经常讲讲笑话，说说幽默的趣事，听听诙谐的语言，观看滑稽的表演，常能促发喜悦心情。由于笑既可使人的脸、膈、胸、腹、心、肺甚至肝脏都能得到短暂的运动，又能刺激大脑产生一种特殊的物质，可以减轻内脏、肌肉和关节的疼痛及不适，所以笑能疗疾。俗话说："笑一笑，十年少；愁一愁，白了头"就是这个意思。

英国著名化学家法拉第，晚年经常头痛，加上工作紧张用脑过度，身体很虚弱，四处求医无济于事。后来有一位名医，详细检查了法拉第的身体，发现他整天忙于研究工作，精神处于极度紧张状态，便开了这样一个处方，上面写着英国的一个谚语："一个丑角进城，胜过一打（12个）医生。"法拉第细细品味了这句话，悟出其中的奥妙，于是去看喜剧。丑角的精彩表演和幽默独白，使他笑得前俯后仰。笑过之后，精神为之一振。不久即病愈，一直活到76岁。

当然，有几种情况是不能大笑的：进食时大笑易使食物误入气管，发生危险；高血压、心脏病者大笑可导致心脑血管疾病急性发作；疝气者大笑会加重病情，等等。因此，我们提倡的笑是微笑。笑口常开，健康自来。

十一、舞蹈运动——普通百姓养生法

舞蹈是有节奏的全身运动，具有舒筋活络、流通气血、滑利关节、改善机体功能等作用。优美潇洒、千姿百态的舞姿及其舞蹈伴奏乐曲，不但令舞蹈者心情舒畅，而且可使观舞者精神愉悦。舞蹈大多在音乐伴奏下进行，音乐与舞蹈的结合，其功效不仅仅是两者的简单叠加，而往往具有更广泛的整体效应。

舞蹈之起源可追溯至原始社会，而且从其一开始即以防治疾病为主要目的。如《吕氏春秋·古乐篇》载："昔陶唐之始，阴多郁滞而湛积，水道壅塞，不行其原，民气郁而滞，筋骨瑟缩不达，故作为舞蹈以宣导之。"此类以防治疾病为主要目的的原始舞蹈，其中一部分演化发展为肢体运动疗法，约从金元时期开始，医家逐渐把舞蹈作为一种治疗手段用于临床。

如金元四大家之一的张子和在《儒门事亲》一书中就有应用舞蹈疗法"治人之忧而心痛者"的记载。目前国内应用的舞蹈疗法，不再局限于民族传统舞蹈，更融会了中西的精华，内容更为充实。

现在在我国的一些大中城市，每天早晨有相当多的中老年人，尤其是中老年女性，采用舞蹈疗法，同时将音乐与舞蹈相结合应用，既锻炼了身体，又起到了防病治病的作用。

凡情志忧郁、心情不畅或不能参加舞蹈运动者，可通过观赏舞蹈来治疗，一般多用于抑郁症、嗜睡症及肢体伤残或身体虚弱而不能参加舞蹈者。需根据患者的个人爱好及理解能力选择相应的观赏舞蹈内容。观赏时间每次1~2小时，每日根据需要观赏1~2次。

舞蹈运动融治疗于娱乐之间，取疗效于不经意之中。其形式多样，内容丰富，趣味性强，有病可治，无病可防，是一种易于广泛开展的防病治病方法。

十二、情志节制——健康长寿的基础

古人云："欲有情，情有节，圣人修节以止欲，故不过行其情也。"

强调养生要做到"五不"、"喜怒不妄发"，这些说法就是讲的节制法，即节制、调和情感，防止七情过激，从而达到心理平衡。《寿亲养老新术》总结了"七养"，其中就有"莫嗔怒养肝气，少思虑养心气"。《养性延命录》概括的养生"十二少"，主要讲的就是节制七情，诸如少愁、少怒等等。

现代研究表明，只有善于节制自己的情绪，避免忧郁、悲伤等不愉快的消极情绪，使心理处于怡然自得的乐观状态，才会对人体的生理起良好的作用。如能提高大脑及整个神经系统的功能，使各个器官、系统的功能协调一致，不仅使焦虑、失眠、头痛、神经衰弱等轻度的心理疾病可以避免，即使是像精神分裂症等严重的心理疾病，也会减少发病机会。

愤怒是一种常见的消极情绪，对人体健康危害极大，不仅能伤肝脏，亦可伤心、伤胃、伤脑等，从而导致多种疾病。

情绪不是不可以控制的，这需要平日的锻炼。首先，要学习点辩证法，懂得用一分为二、变化发展的眼光看问题，在任何情况下都不要把事物看"死"。其次，要陶冶情操，培养广泛的兴趣，如书法、绘画、弈棋、种花、养鸟等，可择其所好，修身养性。再次，不要经常发脾气，遇事要量力而行，要有自知之明。要相信别人，多为别人着想。还有，要学会倾泄，有欢乐，不妨学学孩子跳几跳，放开嗓子吼几声；有苦恼，也不要闷在肚里，可向亲朋好友倾诉一番，或者大哭一场。要广交朋友，消除孤独。多参加些体育锻炼，也是与情绪锻炼相辅相成一举两得的好方法。

十三、好学不倦——益智健脑防痴呆

好学不倦，不仅能给人智慧、知识，而且能修身养性，增寿延年。好学不倦之人具有一种积极进取、奋发向上、有所作为的精神状态。这种精神状态对健康有利，对机体的组织、器官起到一种良性的、有益的刺激作用。好学之人潜心读书、做学问，专心于事业之中，因而情绪稳定、心态平衡；血气平和。

不但要经常给头脑以知识刺激，如阅读书报、学习电脑、学习外语和进行各种计算等，而且要对这些知识主动进行摄取和记忆，才能不断保持头脑的灵敏性。切不可让头脑长期处于休息状态。一般来说，有些人在六七十岁时就会渐渐发生记忆力减退、意识呆滞、思维障碍，是因为他们从30岁起便有意地"冷藏"自己的脑筋不用的结果；对于许多爱用脑子、爱学习、灵活运用脑子的老年人，六七十岁时的思维却毫不逊色于有些年轻人。

据调查资料表明，文化水平高而又爱好学习的人在老年期糊涂者少。文盲中的老年人，不爱学习者老年期糊涂者多。说明好学不倦有利于发挥脑的潜能。

古今中外有不少伟人在中晚年做出了较大贡献，如美国大发明家爱迪生在60～80岁期间还做出了300多种发明。我国著名耳鼻喉科专家姜泗长教授已80高龄仍能带研究生，仍领导解放军耳鼻喉科研究所从事研究工作，并获得了多项科研成果。他们超人的精力和创造力从何而来？他们的秘诀在哪里？据解剖学家证实，这些世界著名的科学家，由于勤用脑，多学习、多思考，他们大脑上的沟回比一般人多而深，脑细胞的衰老也相对较晚和较慢。

国外有一种矫正心理偏差的方法，叫"读书学习法"。它要求被测试的人在一定时间内阅读一批指定书，这些书都是文采飞扬、富含哲理的上乘之作。学习结束时，被测试人的心理状况大都有所改善。这表明读书、好学不倦确实能起到矫正心理偏差的作用。

现代医学仪器显示，好学不倦的老人比其他同龄人脑萎缩度和脑中出现的空洞少得多。日本一位科学家用超声波测试发现，勤用脑的人脑血管多处呈扩张状态，脑组织有足够的血液、营养供给，为延缓大脑衰老提供了物质基础。研究人员还发现，经常用脑会使血液循环加快，体内的生物代谢旺盛，使脑啡肽、酶、乙酰胆碱及脑内核糖核酸等活性物质增加，有利于思维活动，使大脑越用越发达，越用越灵活。

因此，好学不倦的人，尽管年岁高达七八十岁，但他们的思维过程仍能和青年人一样敏捷，并保持着完整的认知能力。相反，有的人仅三四十岁，由于不愿多用脑、多思考、多学习或其他因素，其大脑衰老速度明显加快。勤用脑可比喻为老年人精神思维上的慢跑锻炼。

不断用脑不仅使脑神经细胞保持良好的功能，而且能减慢脑血管的硬化过程，并有助于听力、视力和反应能力的提高。

古代中医典籍有"静则神藏，躁则消亡"，"静者寿，躁者夭"，说明清虚静定可少耗神气，故寿；躁忧不定则耗神，催人衰老而夭。好学不倦之人读书明理、胸襟开阔、处事从容、心地善良、不计较个人得失，仁者寿长。好学不倦的人，心志清静、专心于学，达到"恬愉"境界，对身心健康大有裨益。

人的衰老，往往是大脑先衰。而大脑是用则进，不用则退。因此，勤学的老人虽年逾古稀仍思维清晰，分析综合能力不退，这也是长寿原因之一。

因此，好学不倦之人勤用大脑，可以使"元神之府"衰退显著减慢。

十四、音乐调节——方法简便求健康

音乐调节是中医文娱养生法之一，是指通过欣赏各种音乐艺术，选听不同音调、节奏、旋律的乐曲，以调节情志，保全形神，促进身心健康，防病延年的养生方法。

音乐能抒发情怀，健康身心。西汉司马迁《史记·乐书》中说，音乐可"动荡血脉，流通精神而和正心也"。人体的气机不畅，往往使情志忧郁，产生身体上和心理上的种种功能失调乃至器质性病变。弹古筝，听音乐，可以调节大脑神经功能，使大脑的兴奋与抑制过程趋向平衡，促进消化功能，迅速消除疲劳而安眠。

事实上，享受美好的音乐，能促进健康长寿。历史上音乐家长寿者甚多，如著名的歌剧《茶花女》的作曲者威尔第活到88岁；世界圆舞曲大师施特劳斯活到85岁；被誉为交响乐之父的海顿活到77岁；世界钢琴大王李斯特活到75岁。

那么，音乐怎样来促进人的健康呢？据记载，我国宋代著名的文学家欧阳修也享有高寿，他在谈到音乐时说："予尝有幽忧之疾，退而闭居，不能治，既而学琴于友人孙道滋，受宫声数引，久则乐之愉快，不知疾在体矣。"文学泰斗托尔斯泰、喜剧大师卓别林也酷爱音乐，他们不但从音乐中获得高寿，而且还从音乐中得到启迪，创作出不少脍炙人口的作品。

中医也认为，音乐可调养脏腑，宣通气血。角、徵、宫、商、羽五音，分别应于五脏、肝、心、脾、肺、肾，所以说不同的音乐对人的情绪有不同的作用。利用音乐调节情志，是养生的重要方法之一。音乐对于人的保健治疗作用，在许多文献中都有记载，《养生论》说："绥以五弦，无为自得，体妙心玄，妄欢而后乐足，遗生而后身存。若从此以往，庶可与羡门比寿。"

近年来科学家通过各种实验证明，音乐可调节大脑皮层，使体内一些有益于健康的激素酶类、多肽、乙酰胆碱等数量增加，并广泛地影响神经、血管乃至心理活动。

音乐能为人类的健康服务，古今中外都有音乐疗疾之说。音乐可以陶冶情操，使人从中获得力量。听音乐不仅是一种美的享受，还能调节人的情绪，每当心情沮丧之时，不妨听一曲你所喜爱的歌，让它把你带入另一天地。目前国外盛行的音乐疗法就是其中之一，有趣的是，它的处方就是一些世界名曲。如勃凯里尼的A大调交响乐、贝多芬的第八交响乐可治疗情绪不稳定；李斯特的匈牙利狂想曲2号、西贝柳斯的交响乐《芬兰颂》可治疗精神抑郁症；贝多芬的钢琴奏鸣曲第七号、巴哈的小提琴D小调协奏曲可治疗高血压、肠胃功能紊乱等。另外，我国的民族音乐中，凡是旋律缓慢轻悠、曲调低沉、柔绵婉转、清幽和谐的乐曲，多具宁心安神、镇静催眠之效，像《梅花三弄》《催眠曲》等。我国的《梁祝协奏曲》《平湖秋月》等乐曲，最适合于急躁之人和作为思考问题时的伴音。凡是节律明快，旋律流畅的曲目，多有开畅胸怀，舒解郁闷之效，如《金水河》《步步高》《喜洋洋》《假日的海滩》可治疗神经衰弱与心血管性疾病等。正所谓："一曲听尽消千愁，千愁消尽享万寿。"

应用音乐养生，宜选择环境清静之处，排除各种干扰，使身心沉浸于音乐之中，播放音乐时要注意音量的控制，不要使噪音产生。

十五、书画相宜——以动寓静求长寿

人要培养各种兴趣，学书法、学绘画便是其中之一。适度而学确实可提高大脑的诸多功能，保持其特有的灵活性，对于中老年人来说，学习书画，还有延缓大脑衰老的作用。随着科学技术的进步，人类对自身的认识越来越清晰，现代新型的保健观念也由此形成，医学和运动专家指出：生命在于运动也在于静养。这可以从许多一生都不做剧烈运动的科学家、书画家、僧侣们的生命轨迹中得到证实，人体在经过体力或脑力劳动疲劳后，非常需要通过静养来调节机体的代谢状况，恢复正常的生命过程。

人的生活要有规律，要遵循自然法则行事。比如人们常说：人无偏好不乐，这种偏好应该是合乎自然法则的，有规律性的，对人的身体有好处，也就是合乎养生之道。在《遵生八笺》中还提倡鉴赏书画、文房四宝，以陶冶精神，至今仍给我们以方法论启迪。

书画能够养生，书画家健康长寿大有其人。

我国唐代著名书法家张旭，写得一手绝妙草书。每逢有什么不顺心的事，不论是忧、悲、怒、怨、恨，还是无聊、不平、窘困，只要提笔在纸上一阵挥洒，所有的坏心情都随之烟消云散。

郑板桥是清代著名的书画家、诗人，"扬州八怪"中的显赫人物。郑板桥年逾古稀有赖于其养生有术。他的诗、书、画艺术精湛，号称三绝。由于他在创作过程中能把诗、书、画三者巧妙结合，独创一格，达到了一种新的艺术境界，使他精神上有所寄托，豁达乐观。这是他养生长寿的重要因素。

书法之所以有益于中老年人健康，是因为它可以调整人的情绪，当然学书法不能过于疲劳。有关专家预测21世纪人类健康的头号大敌是疲劳，因为随着人们工作、生活节奏的加快，更加重了身体的疲劳，过度的疲劳会使循环系统、呼吸系统、消化系统处于低效工作姿态，从而诱发各种疾病。任何一种活动，如果过度乐此不疲，势必有损健康，学书法自然也不例外，要注意劳逸适度。

十六、吟诗咏词——名人长寿的诀窍

吟诗咏词不仅仅是文学艺术的享受，而且有益于身心健康，起到防治疾病的作用。

从生理方面来说，吟诗咏词者要肌体舒展，站立姿势，腹部呼吸，准确发音，如此反复进行，可达到吐故纳新的目的。

历史上许多著名人物，不管生活环境多么恶劣，都将吟诗咏词作为调节情绪、调节心理的重要手段。著名军事家陈毅在战争年代，在环境异常艰难的时候还不忘记吟诗咏词，将吟诗咏词作为鼓励自己战胜困难的精神食粮，写出了著名的《梅岭三章》。红军长征时生活异常的艰苦，毛泽东还不忘吟诗咏词，以激励自己的斗志。古代吟诗咏词的长寿老人更是不胜枚举，白居易5岁作诗，9岁通声律，一生写了2800多首诗，活到74岁。陆游写诗9300多首，而享得84岁高寿。

从心理方面来说，通过吟诗咏词活动，可以放松情绪，抛弃俗念，集中注意力，进入诗词的美妙境界，从而获得陶醉，使肌体分泌出有益的激素、乙酰胆碱等，促进血液的循环、神经细胞的兴奋和脏器的代谢活动，有益身心健康。

吟诗咏词可以使人开襟散怀，情绪振奋，心旷神怡，使大脑的兴奋与抑制达到相对平衡，将神经细胞调节到最佳状态，有益身心健康。

十七、赏艺习艺——品味高尚长寿法

处于"夕阳年龄"的老年人，需要艺术，更需要"美"的陶冶。老年人历经生活沧桑，饱览世间人物风情，步入晚年以后最喜欢的是与美好有趣的事物接触，最厌恶的是丑陋乏味的东西。美好的事物可激发起美好的联想与回忆，调动起强烈的兴趣与希冀，产生对美好生活的憧憬……这种情绪与心理状态无疑是抵御衰老的一剂良药，也是调动身体内免疫系统积极抗病的一大源泉。

有资料表明，有赏艺习艺水平的中老年人，大多心身健康，其健康水平明显高于同龄中老年人，此类人群也是长寿健康人群之一，历史上许多杰出的艺术家活过百岁的大有人在。譬如著名艺术家齐白石年逾94，张大千年逾84岁。

赏艺、习艺的过程，是老年人"专心致志"的过程。此时，他徜徉在艺术的美妙境界之中，沉浸在美的氛围之中，从而忘记了时间，忘记了疾病与烦恼。美，使老年人愉快、满足；美，使老年人乐观、开朗。中国有一句古话说："丹青不知老将至"，就是说写写画画产生的浓厚兴趣，使自己忘记了老年的到来。从心理学上讲，这放慢了老年人的"心理时钟"，使之感觉不到时间过得快。当老年人能够在心理上放慢衰老的步伐时，实际上，他的生理机能也相对地放慢了衰老的进程。

赏艺和习艺，既是欣赏娱乐的过程，也是学习新事物的过程。学习新事物、接触新作品，可调动老年人大脑的积极思维，延缓大脑的衰老。

十八、格言提醒——简捷明了促健康

格言提醒有益中老年健康。格言由于有其简洁明了易记的特点，为相当多的中老年人所喜爱，是中老年人心理养生的重要方法。好的格言可使中老年人受益匪浅。按照格言提醒，以致按照格言控制自己的言行，不但可使自己的心理永远健康，而且可使自己生活的方方面面顺心如意。如："找一个医生不如交一个朋友"，表明多与朋友谈心聊天倾诉烦恼可以排除愁郁，有益心理健康。历史上有许多名人都将格言作为调节情绪，保健强身，调节心理的主要手段。

林则徐初到广州禁烟时，一些腐败官吏百般阻挠，使他的情绪波动很大，怒不可遏。但他知道暴怒无济于事，还可能给那帮腐败官吏找到攻击他的口实。于是，他竭力控制自己的情绪，写了"制怒"二字挂在墙上，作为警句告诫自己。每当要发怒时，就注视墙上的"制怒"条幅，将怒气压下去。

有益中老年人养生的格言多种多样，如"枪不擦不亮，身体不炼不壮"，说出了锻炼对身体的重要性。"吃人参不如睡五更"，开门见山地点明了睡眠是身体健康的重要保证。"热饭冷茶泡，娘做郎中医不好"，指出了茶水泡饭的弊端。至于像"今天笋子明年竹，少年体壮老年福""吃馍喝凉水，瘦成干棒槌""运动运动，病魔难碰""五谷杂粮多进口，大夫改行拿锄头""进补如用兵，乱补会损身"等等这类谚语、格言，既幽默贴切，又耐人寻味。还有许多谚语规劝人们要养成良好的饮食起居习惯。如："睡觉不蒙头，清晨郊外走""无事勤扫屋，强如上药铺"等，皆有利于增进中老年人的健康。

　　情绪乐观、心情舒畅，可使机体各种内脏功能健康地运转，增强抵抗力；急躁易怒、孤僻郁闷、沉默寡言、多愁善感，对身心健康不利。这样的医谚有"笑口常开，青春常在""心宽体胖""笑一笑，十年少；愁一愁，白了头""生气催人老，快乐变年少"等。这些有益的谚语颇值得回味和借鉴。

十九、修身养性——利己益寿人不老

　　古人认为，仁者和智者一般都会身心健康，享尽天年。孔子就有"仁者寿"之语，"智者寿"之说，这种观点几乎为历代思想家所继承。那么，品德高尚的仁者和才学超群的智者为什么会长寿呢？

　　关于前者，可用孔子所说的"仁者不忧"来解释。汉代董仲舒亦认为："仁者所以多寿者，外无贪而内心静，心平和而不失中正，取天地之美以养其身。"

　　关于后者，则可用孔子所说的"知者不惑"来说明，战国时子华子的分析更为详尽："智则知所以持矣，知所以持则知所以养矣，荣卫之行，无失厥常，六腑化谷，故能久长而不弊"。

　　事实也正是如此，据有关资料统计，我国春秋战国时期的诸子百家，注重修身养性者，几乎个个健康长寿。孔子活到72岁；孟子、庄子活到83岁；墨子享年92岁；荀子活到75岁。而这些人正是主张修身养性以保养身体的仁者。

由上所述，概括起来，仁智者之所以长寿，在于他们善于修身养性。所谓修身养性，主要指培养高尚品行，形成良好的性格。我国古代不少思想家都很重视修身养性，认为人性生来是纯朴无邪的，但由于外物的引诱和嗜欲的侵害，会变得忘本失真，因此主张返璞归真，并为此而提出用"仁、义、礼、乐"来抵制"争、失、淫、忧"。我国古代的许多医学家也十分重视修身养性这一健康原则。唐代的孙思邈要求人们"习以为性"，即形成一种有利于培养优秀品格的养生模式，他在文中说："夫养性者，欲所习以为性，性自为善。性既为善，内外百病皆不生，祸乱灾害亦无由作，此养性之大经也。故养性者，则治未病之病，是其义也。德行不行，纵服玉液金丹，未能延寿。"这段话生动而细致地分析了修身养性有利于身心健康的道理。

古人将"十二少"来作为修身养性之法，这十二少是："少思、少念、少欲、少事、少语、少笑、少愁、少乐、少喜、少怒、少好、少恶。"

"十二少"对中老年人日常养生确有借鉴价值。可以说一个人如果能做到修身养性，则可长寿健康有望。

下篇：
常见疾病的心理问题

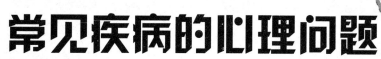

心血管系统疾病

呼吸系统疾病

消化系统疾病

内分泌系统疾病

神经系统疾病

骨骼肌肉系统疾病

泌尿、妇科疾病

五官科疾病

皮肤科疾病

癌症患者的若干临床心理问题

心血管系统疾病

　　身心疾病是指心理社会因素和情绪因素引发的病病，心理在疾病的发生和病程的演变过程中起主导作用，并呈现躯体症状。引起疾病的原因是多种多样的，中医认为，六淫、七情、饮食劳伤是疾病发生的主要原因。六淫，是指风、寒、暑、湿、燥、火六种邪毒侵入人体而引发的疾病；七情，是指喜、怒、忧、思、悲、恐、惊七种情志所伤而引起的疾病；饮食劳伤，是指饮食不节，起居不慎等引起的病变。以上说明，情志是引起疾病发生的重要因素之一。

　　身心医学的发展引起了人们对心理因素的重视，现在人们普遍认为，心理因素是造成心脑血管疾病和癌症的主要因素。在这些疾病的发生和发展过程中，情绪因素、个性特征、生活事件等起着重要作用，尤其是各种不良生活事件，如工作长期超负荷、人际关系冲突、意外事故和挫折等作为心理刺激，易使中老年人机体产生应激反应，出现生理心理疾患。

　　确定身心疾病的标准是：心理上有意外的环境刺激，在时间上与某种躯体疾病的发生或加剧有联系；疾病有证实的器质性病变和有已知的病理、心理过程；这种状况不是由于躯体疾病所引起的。所以说自己患了病是不是真的是身心疾病，最好去请心理医生确诊。

　　原发性高血压、冠状动脉粥样硬化性心脏病、心绞痛、阵发性室上性心动过速、功能性早搏是心血管系统较为典型的身心疾病。

　　心血管系统疾病发病原因有心理社会因素及其他因素。人们在社会生活事件刺激下所产生的焦虑、紧张、愤怒、悲伤或过喜等心理反应时，都会使神经内分泌功能改变，从而影响代谢平衡，导致血管紧张性收缩，甚至持续地痉挛，堵塞你的"体内交通"，从而引发器质性变化，引起动脉内膜损伤和血管壁脂质浸润、硬化，最终发生心、脑、肾实质脏器的损害，伤害宝贵的身体。可以说不良心理的确是心血管系统的杀手，会给你带来不可预计的灾难。

一、欲知冠心病，先知你的"心"

冠状动脉粥样硬化性心脏病（以下简称冠心病）是当今严重危害人类健康的内科身心疾病之一，是由于冠状动脉粥样硬化导致心肌缺血、缺氧而引起的心脏病。冠心病的发病机制尚未完全阐明，脂质代谢紊乱、血液动力学的改变和动脉管壁本身的变化这三者是直接的患病因素。但心理因素对冠心病的影响的确不可忽视，正所谓欲知冠心病、先知你的"心"。

1.情志致病

大量研究提示，冠心病的发生与人的行为和社会因素有关，如遗传、高血压、高血脂、吸烟、肥胖、缺少活动、社会关系、焦虑、抑郁等。这其中有的是心理社会应激因素或行为因素；有的虽不属于心理或行为的范畴，但仍间接地受心理社会因素的支配或与之有一定的联系。

社会生活中如亲人死亡、环境变化等常是冠心病的重要病因之一。焦虑、恐惧、愤怒、内疚和沮丧的心理刺激，都可以作为"扳机"发射出射向心脏的"子弹"，促使冠心病的发生或复发。

有调查发现，在事业中经历过多次挫折的人比未受过重大挫折的人冠心病的患病率高4倍。医学专家对冠心病患者的研究发现，至少80%的患者有不同程度的焦虑、58%的患者出现抑郁情绪、22%的患者产生敌对情绪、16%的患者表现不安，这些充分说明情志影响健康。

2.心理调养

焦虑情绪是冠心病患者的主要不良情绪，患者由于担心突然死亡、被遗弃和各种躯体症状的影响等，在入院一、二天时最为明显，严重者甚至出现情绪混乱。抑郁情绪在入院第三到第五天逐渐明显，成为患者的主要情绪特点。

（1）心理支持和心理咨询　在不同的临床阶段，医生和家人要针对患者的不同心理反应和不同程度的心理倾向，作好心理支持，使患者觉得有心理上的依靠。为了实施各项心理防治措施，对冠心患者及其家属开展心理咨询要不失时机，集体咨询可收到良好效果。

（2）A型行为的矫正　有人将冠心病个性说成是A型。A型行为将使你成为冠心病的"候选人"，实则上，A型行为就是人们长期生活所形成的个性定型，A型行为在社会上较易得到人们的赏识，该类人员具有强烈的事业心，做事匆忙，拼命抢时间，急躁易怒，缺乏耐心。有人称A型行为模式为冠心病的先驱人格。

如果不能在健康期下决心去主动改造A型行为，那么一旦发生心肌梗死，你的心理就会发生意想不到的障碍，而且发病后的A型行为如过分的竞争、敌意，有时会增加或加重你的心悸、胸闷、乏力等症状。所以说，中老年人如果有A型行为，最好还是在健康期就要加以矫正。

矫正A型行为一般在医生指导下，常用的模式有：冠心病知识和A型行为知识教育，常以分发小册子或集体讲课的方式进行；松弛训练，要求将松弛反应深化到日常生活与工作中；认知疗法，主要是帮助患者进行认知重建和实施自我控制，以及想像疗法、行为演练、社会支持和运动锻炼等。

"江山易改，本性难移"。但有人对使用集体定期咨询的方法对1000名患者进行了2年期的综合行为矫正对照研究，证明患者的A型行为可以得到明显的改变。所以说中老年人属A型行为者不妨试一试以上的行为矫正法。

3.克服依赖性

有的患者原来就缺少运动，患病后更是为不运动找到了依据，变得更有依赖性，活动更少。最好的办法是采用分阶段康复训练计划加以克服，根据自己的客观情况决定什么时候运动，增加多少，坚定不移地按计划实施。坚持运动是心理调节的主要内容之一。

4.婚姻和性生活

冠心病患者配偶的心理也常受到影响，主要是顾虑和忧郁。配偶有时还会夸大医生在患者出院时的各项嘱咐，结果就过分地对患者加以保护，助长了患者的依赖性和无用感，影响患者康复。

大多数冠心病患者只要症状不复杂，可恢复正常的有规律的性生活，这会更有利于心身的康复。

二、血压过高问情绪

原发性高血压病是最早确立的身心疾病。大多数高血压患者中找不出明确的器质性病因，属于原发性高血压（以下简称高血压）。高血压不仅发病率高，而且并发症多，是脑卒中、冠心病的主要危险因素。心理因素在高血压发病学中有重要的作用，所以有人说："如果你的血压过高，不妨问一问你的情绪是否正常"。

按照世界卫生组织（WHO）建议使用的血压标准是：凡正常成人收缩压应小于或等于140mmHg（18.6kPa），舒张压小于或等于90mmHg（12kPa）。如果成人收缩压大于或等于160mmHg（21.3kPa），舒张压大于或等于95mmHg（12.6kPa）为高血压；血压值在上述两者之间，亦即收缩压在141~159mmHg（18.9~21.2kPa）之间，舒张压在91~94mmHg（12.1~12.5kPa）之间，为临界高血压。诊断高血压时，必须多次测量血压，至少有连续两次舒张期血压的平均值在90mmHg（12.0kPa）或以上才能确诊为高血压。仅一次血压升高者尚不能确诊，但需随访观察。

1. 情志致病

(1) 情绪紧张 人们遇到紧张的事，往往心跳加快，几乎每个人都有这样的体会。这是因为人在情绪紧张时，神经系统处于一种紧张的应激状态，能促使人体内肾上腺皮质和髓质分泌较多的肾上腺素类物质，这些活性物质的增多可使心跳加快，血管收缩和舒张的状态变化，全身的血液循环的速度和血液分配改变。如果情绪紧张状态持续的时间较长，正常的生理调节过程就会失常，可能促进高血压的形成。

有人进行过数十万人的人群调查，发现数万名高血压患者存在情绪紧张。国外也有学者报道，繁忙的话务员由于经常紧张，工作精密度高，噪音又频繁，测量血压普遍高。还有人调查，汽车司机患高血压病的几率为普通人的2倍，可见情绪紧张确实应引起重视。

情绪紧张使高血压患者的血压难以控制，更为重要的是还会促使高血压患者的病情突然恶化。脑出血则常是高血压患者情绪紧张的后果。

生活中常可见到有的高血压患者，偶尔的情绪激动或紧张造成脑出血的现象是非常多见的。

(2) 压抑和敌视 凡是能影响心输出量和血管紧张度的因素都能导致血压的变化。进一步研究表明：若焦虑或愤怒情绪外露时，可使血内去甲肾上腺素浓度升高，外周血管阻力增加，引起舒张压明显上升；如有敌意情绪而人为强制压抑，血内去甲肾上腺素及肾上腺素水平则明显增高。所以专家把被压抑的敌视情绪看做是导致高血压的重要心理因素。

2. 社会环境

(1) 实验发现 将大鼠置于十分拥挤和相互竞争的"社会心理"环境中，如让大鼠在取食时遭受电击或经过一场厮打而造成应激状态，那么大鼠可因此患上高血压。又如，将一只猫放入一个箱子里喂养，每次吃食的同时给予电击，使猫处于想吃食又怕电击的紧张矛盾之中，久而久之，猫也会患上"高血压病"。

（2）医学调查　流行病学调查表明，城市居民的高血压发病率高于农村，如1980年全国抽样普查，城市与农村高血压患病率分别为7.23%和3.47%。发达国家高血压发病率高于发展中国家，如美国高血压发病率18%，明显高于我国。流行病学的调查也发现，社会不安、混乱和分裂、躯体损害、暴力、婚姻不和等都能导致高血压。

有关资料证实，第二次世界大战期间，被围困在列宁格勒达三年之久的人高血压患病率明显上升。这些事实证明，社会心理压力与高血压的发生具有密切联系。所以说要是您的压力太大，最好的办法就是减压，否则高血压在等着您。

（3）不良习惯　社会环境造成的不良生活习惯与高血压紧密相关，流行病学调查发现，高血压发病率与高盐饮食、超重、肥胖、缺少运动、大量吸烟及饮酒等因素有关，而大量调查和实验研究结果证明，这些不良行为因素又直接或间接地受心理或环境因素的影响。

3.心理调养

（1）疏泄疗法　当人们遇到这样或那样的精神创伤、长期不良情绪的刺激、挫折或打击后，不但会因为心理生理反应促使心跳加快、血压升高，而且可诱发高血压病，这是一个不争的事实。自古以来，人们早就注意到在受到各种精神创伤或刺激后，有的人会生病，而有的人却不会生病。其中一个很重要的因素就是他们对这些不良精神刺激能否正确对待与疏泄。

人们发现，凡是能够正确对待有关事物和善于排遣不愉快情绪的人，绝大多数都能保持身心健康而不生病。相反，总是积郁或过分自我压抑的人，不但患高血压、消化性溃疡等病的比率较高，而且患各类精神疾病的比率也高出普通人数倍，所以，让人们将内心积郁的各种心理因素疏泄出来是高血压病患者维持血压稳定的主要疗法之一。

（2）松弛疗法　松弛疗法是目前治疗高血压比较常用的一种行为治疗方法，尽管各种松弛训练的含义和模式各不相同，但以下几种具有共同的训练特点，包括排除杂念、全身放松、深慢呼吸、反复训练等，都是直接针对高血压的发病原因采取的疗法。其疗效已被近年来的临床和实验结果所证实。

有人使用音乐松弛训练观察高血压患者的即时降压效应，停止训练后10分钟，血压的回升幅度已达下降幅度的40%。可见，松弛疗法能成为一种有效的辅助降压治疗手段并非直接放松效应所致。

患者通过长期反复训练，掌握了全身主动放松时的个体体验，并逐渐做到很容易地再呈现这种心身状态，结果血压成为一种能被患者"随意"操作的内脏行为，从而达到降压目的。临床实验也证明，长期的松弛训练可降低外周交感神经活动的张力。

4.注意事项

对原发性高血压的治疗，过去多采用单纯的药物治疗，但效果欠佳且有副作用。现在，身心医学有了较大的发展，治疗原发性高血压已采用药物、心理、行为相结合的综合治疗方案，效果比较好。

三、中风与心理有关吗？

中风在中老年人中有较高的发病率和死亡率。据1991年我国流行病学调查资料显示，城市因中风病而死亡的排第三位，年发病率为217／10万，高于西方而与日本接近。脑血管病患者中约3／4患者有不同程度的劳动力丧失，生活上需人照顾。因此防治中风，对保护人民健康具有现实意义。

中风的主要病因是高血压、动脉硬化的黏度过高。迄今国内外大多医学专家多从生理、生化、遗传、免疫等分子生物学方面进行研究。

脑血管病是多病因、多危险因素相关的疾病，生活中相当多的中老年人觉得中风与心理、情绪有关，实际上中风确实与心理有关。

1.临床表现

患者发生中风后，不仅躯体发生残疾，如出现言语不清、偏瘫、行动不便等，而且在精神上也异于常人，其具体特征在伤残后恢复期更为明显。中风急性期、康复期、后遗症期都可发生多种精神症状，以急性期多见。中风后的病残状态不仅为躯体性，而且可造成心理障碍，临床表现如下：

（1）抑郁　有资料报道，约50%的中风住院患者和约30%门诊患者有抑郁情绪。中风后身体的残疾常导致活动受限而对前景悲观失望、迫不得已的依赖及无能力的处境、面临职业和地位的丧失、经济来源无保障、无用感和自立能力永久丧失等是产生抑郁情绪的根源。

中风后抑郁的发生，在很大程度上还取决于病前患者的人格特点，如病前有强烈的依赖性和既往应激时易发生焦虑和抑郁。此外，还与家庭环境、家人关系有关，患者在相对孤立无援的状况下更易发生抑郁。这些抑郁的发生程度，可能更加严重，所以要求医者及家人，针对患者的具体情况，采用不同的疏导方法。

（2）其他功能损害　大脑皮层其他高级功能缺损是中风后的严重症状。尽管这些表现不如偏瘫等症状引人注目，但却明显延迟和严重妨碍语言、心理和肢体的康复。有人发现中风后处于残疾状态患者中，偏瘫本身极少构成残废的原因，更多的是心理损害而致长期卧床和生活能力丧失，对其病情缺乏自知力。中风早期还可以出现局限性认知损害，包括失语、各种形式的障碍等。

（3）人格改变　中风后所致人格改变是极常见的临床现象，处于人格衰退状态。中风患者对任何新方式的事物都不能适应，微小的改变亦易使其产生焦虑、烦躁或抑郁。患者还有意地避免新的经历，使自己囿于一种一成不变的生活中，当患者面临一项任务或社会要求时，有可能发生挫折反应，如让患者努力做些什么事情，患者便和蔼可亲、彬彬有礼，这可能是患者素质因素的表现，与病前性格孤僻、多疑、偏执心态有关。

（4）情绪状态明显异常　情感反应迟钝或平淡，明显的易激怒，情感反应刻板，缺乏灵活性，人格衰退，常成为进行性痴呆的前奏。这类人格的改变，既影响患者康复，又给其亲属造成沉重的负担，如能及时诊断治疗，对中老年患者康复有重要意义。

2.情志致病

（1）情绪因素　不良情绪是导致脑血管病的危险因素已成事实，但大笑、狂喜也可导致中风发生，早在《黄帝内经》就有因过喜而中风的记载。临床观察显示，急性脑血管病的发生往往就是由于突如其来的愤怒、惊恐、狂喜、兴奋、焦虑等各种情绪应激而触发。

有这样一例患者，该患者与几个人一块打麻将，手气不错，非常高兴，当打到第三圈时，该患者自摸炸弹，就在高兴地说"糊了"的一刹那，该患者应声而倒，突发中风，后经抢救，不治而亡。通过以上事例可以看出，不良情绪确是脑卒中发生的原因之一。

情绪引发脑血管病的机制是多方面的。紧张情绪兴奋交感神经系统，使其末梢释放大量去甲肾上腺素，同时肾上腺素分泌增多，在儿茶酚胺与皮质类固醇的作用下，使血压升高，脉搏增快，血糖增多并动员储存的脂肪，大剂量儿茶酚胺使血小板聚集、黏附和释放功能增强，这些都成为脑血管病发生的因素之一。

（2）紧张性生活事件　日常生活中的失恋、离婚、被盗、失业、晋升、亲人死亡、环境变化等生活事件也可引起过强的反应，这些都与急性脑血管病的发生有一定相关性。如有关医学专家对脑梗死组患者与健康者分别进行调查，其结果脑梗死组与健康组对照有显著差异，脑梗死患者紧张性生活事件明显高于健康人群。

（3）不正常的心理状态　不正常的心理状态，可能直接影响患者使其产生不良行为，不良行为又可强化不正常的心理状态，相互作用，相互渗透，其结果必然增加脑血管病的危险性。由于心理的不正常，就易产生不良的生活方式，如吸烟和饮酒，从而形成新的脑血管病的因素。

3.心理调养

（1）解除心理压力　脑血管患者的脑卒中发作，具有病死率高、致残率高、再发率高、恢复期长的特点，因此极易产生特殊的心理压力，表现为恐惧、发怒、猜疑、悲观、抑郁和社会隔离感等心理行为反应。即使疾病稳定的患者，看到自己肢体瘫痪、言语障碍、生活不能自理需人照顾，也易产生无价值感和孤独感甚至悲观厌世的心境。有的患者病后心理压力较大，最好根据具体情况给予指导。

（2）采用相应心理治疗措施　脑血管病康复期进行生物反馈治疗或配合音乐治疗可促进康复，提高疗效，改善心境，稳定情绪，提高生活质量，还可减少用药，防止再发。

有的患者在治疗上采取抗拒态度，对生活没兴趣、烦躁、抑郁、缄默；也有的情感幼稚、脆弱，因小事哭泣、伤感，以及行为上的退化、依赖等。因此，对脑血管患者不能只偏重于瘫痪肢体的药物治疗，还要根据患者的不同心理特点进行心理疏导。

四、情绪是心律失常的根源

心律失常，指冲动起源部位、心搏频率与节律以及冲动传导等方面的任何一项异常。这里讲的心律失常包括窦性心动过速、房性和室性期前收缩、预激综合征、心房颤动、房室传导阻滞等。

1. 情志致病

有关资料报道，心理因素可以通过增强交感神经活动而引起室性心律失常，包括心室颤动。患者心理因素主要与以下几方面紧密相关：

（1）情绪、生活紧张　情绪紧张刺激极易引起心律失常，但与是否存在心脏病无关。情绪影响可以引发心律失常，最可能发生的心脏病是窦性心动过速、阵发性心动过速、房性及室性早搏、心房纤颤。健康人如果经常过度紧张，可发生各种类型的心律失常。生活过度紧张、超长时间工作、经常处在压力下和睡眠不足是心律失常的常见原因。

（2）不良情绪　临床观察，阵发性心动过速患者常有焦虑或忧郁，焦虑常伴发心动过速或期外收缩。当这些患者的情绪障碍消失后，心律失常可以减轻甚至消失，而当有的人焦虑或忧郁情绪增加，则心律失常就加重。可见，不良情绪确是心律失常的主要因素之一。

曾有一位患者，3年前内科诊断为心律失常，其后常感心悸、头晕、胸闷。这次入院后未发现心律改变，但当告诉他要进行心脏导管术检查时，由于极度不安而使心电图上出现心房颤动。显然这个患者是由于医师流露出他有心律失常的可能之后，促使他自己对心脏情况过分注意，产生焦虑不安导致心电图变化的。一旦向他保证心脏无问题以后，症状就很快好转。

2.心理调养

　　（1）避免紧张刺激　避免紧张刺激有利于患者康复。临床上，常见有的医生对于患有心律不齐的患者过分强调以及夸大疾病的危害，结果造成患者精神过于紧张，反而加重病情。

　　（2）简易精神疗法　患有心因性心律失常的患者，可试用简易的精神疗法，如放松功法等。心率过慢的人宜选用动功，避免久练静功，以防止心脏传导系统的进一步抑制。患者情绪放松和心理压力的缓解是本症的主要心理调养方法，患者只有情志好转，心律失常才能得到有效的控制。

3.注意事项

　　焦虑或忧郁较重者应给予抗焦虑和抗抑郁药物，配合中医辨证治疗；重症心律不齐者应配合药物及其他治疗方法；限制吸烟是治疗心律失常的主要辅助方法之一，患者最好去除吸烟的不良习惯。

呼吸系统疾病

　　人的呼吸功能与心理因素之间有着密切的关系，呼吸器官的功能有一部分受自主神经控制，有一部分也可随意控制，这样就使心理活动有可能紧密地与之发生联系。如人们的交谈、欢笑、哭泣、叹息、发怒、恐惧、紧张、焦虑等，都是通过各种不同的呼吸频率和深度来表达的。为此，呼吸器官中某些疾病的发生、发展及痊愈无不印记着心理因素的影响和作用。

目前被公认的呼吸系统的身心疾病包括：支气管哮喘、过度换气综合征、神经性咳嗽等。最常见的是支气管哮喘。

一、哭泣的"婴儿"

支气管哮喘是常见的呼吸系统疾病，发病原因不清，主要是由于支气管黏膜肿胀、痉挛变窄而造成的呼吸困难。约有半数的哮喘是外因性的，可以找到过敏源。此病发作可由吸入花粉、灰尘、动物的气味或特殊的食物诱发。另外，神经因素是哮喘发作的一个重要环节。心理学认为，支气管哮喘与"婴儿哭泣"只是表现形式不同而已，所以有人称支气管哮喘为哭泣的"婴儿"。

1.临床表现

主要表现为因肺部呼吸道黏膜肿胀、痉挛变窄而引起的呼吸困难。在不发作时，多数患者呼吸正常，发作时通常比较急，先是感到胸闷发憋，随后即出现咳嗽和喘息，持续时间短则几分钟，长则可达数天。症状可轻可重，严重时患者可表现为持续性的呼吸困难，以致需急诊治疗。

2.情志致病

情志致病主要由精神因素引起，而精神因素并未直接作用于支气管，而是通过它对自主神经系统的影响而起作用，在这一病理生理过程中，其介导机制涉及酶、激素、神经递质、抗原抗体反应等。

（1）情绪紧张　紧张情绪确是支气管哮喘发作的原因之一。据有关资料报告：约有5%～20%的哮喘发作是由情绪因素所引起。惊愕、奇怪、性冲动以及紧张性体验等皆可诱发哮喘。实验研究也证明，情绪紧张刺激可引起支气管的收缩。原因是当人发怒时迷走神经兴奋，使支气管平滑肌收缩增加了气流阻力，从而引发支气管哮喘。

（2）感情压抑　在哮喘的心理学研究方面，精神分析学家认为是由于强烈的依赖欲望未能达到满足，使感情受到压抑而又不能以哭泣和叫喊来向外界表达，于是转换为哮喘发作的形式，所以人们认为哮喘发作是"婴儿哭泣情绪的压抑状态"的表现。

《中医心理治疗》一书记录了这样一则病案：北京某厂有一名男职工由于找对象困难，心情苦闷，在30岁的时候患了哮喘病。当有人给他介绍对象时心情高兴病就逐渐好了，但对象没谈成病又复发了。这样时好时坏。到了快50岁时找上了对象，结婚成了家，夫妻关系很好，又生一子。从此，心情愉快，哮喘病再也没复发。这说明情绪是哮喘发作的主要原因之一。

3.心理调养

（1）系统脱敏治疗　持条件反射观点的学者认为，哮喘发作是情绪应激与憋气体验偶然结合所形成的条件反射反应，因此主张采用系统脱敏法或生物反馈疗法。

（2）疏导治疗法　在急性发作时须给予适当的治疗和护理，包括控制感染、去除致敏原以及对症治疗。存在精神因素和情绪障碍者应进行精神治疗，对于情感压抑的患者，应采用精神分析的方法，揭开患者以躯体功能障碍为象征的"心理矛盾冲突"的本质，使其充分认识到症状发生的由来和矛盾冲突的因果，从而达到消除症状的目的。

（3）生物反馈治疗　近年来还提倡采用行为疗法和生物反馈疗法。此外，调整环境、改善人际关系以及适当的体育锻炼亦颇为重要。哮喘体操可以通过腹式呼吸的锻炼来增强呼吸肌群的肌力，并采取一定的姿势使痰易于咯出。

4.注意事项

（1）生理治疗与心理治疗相结合　对心理因素致病的支气管哮喘病的治疗，要将生理治疗与心理调节结合在一起。在急性发作时可先用药物控制症状，然后针对患者的心理障碍进行疏导治疗、行为治疗等综合治疗，消除影响因素，切断引起哮喘的各个环节，这样就会收到良好的治疗效果。

（2）控制感染，去除内外过敏原　避免紧张情绪的刺激，急性发作时可在医生的指导下用肾上腺素类或其他药物治疗。焦虑或抑郁明显的患者应给予抗焦虑或抗抑郁剂，配合应用中医辨证施治。

二、我为什么呼吸这样难?

过度换气综合征是一种常见的疾病,主要表现为过度呼吸,临床又称之为"过度换气症状群"。患者往往已意识到这些症状,但又不能控制自己的过度呼吸。发作时间常持续20～60分钟。这些患者大多数有神经质或癔病性格的倾向,女性比男性多。在生活中有的人患了此病,心中老想:"我为什么呼吸这样难",实则是患了过度换气综合征。

1.临床表现

过度换气综合征表现为呼吸困难、窒息感等呼吸系统症状,有的兼有胸闷、心慌、头晕、胸痛、心悸、眼前发黑等症状。其次表现为四肢麻木感、四肢僵直等末梢神经肌肉系统的症状。

2.情志致病

本病的发生机制是由于焦虑和激动所引起。如持续下去,可引起呼吸性碱中毒、血CO_2分压下降和pH升高,促使脑血管收缩,脑血流减少,继而出现意识障碍。同时,因神经和肌肉细胞内钾离子浓度减低,血清钙减少,可导致神经肌肉过度兴奋而发生痉挛。此外,可由于心肌血管的收缩而引起心绞痛。若空气被大量吞入胃部而使之过度扩张,可出现腹痛、腹胀、四肢麻木和感觉异常。

(1)焦虑状态 在焦虑神经症基础上,伴有呼吸障碍、神经性呼吸困难、哮喘发作等。焦虑能诱发呼吸困难,呼吸困难发作又强化了焦虑,从而形成恶性循环。

(2)癔病状态 在癔病发作的时候常伴有呼吸困难,"过度换气综合征"是其表现形式之一。过度换气的结果常导致四肢麻木、四肢僵直等末梢神经系统症状。

(3)强迫状态 强迫乃至疑病状态常伴有自觉呼吸困难感,可无过度换气发作以及无呼吸窘迫样的客观躯体症状,也可以不表现出呼吸功能障碍,有时仅有一定程度的呼吸急促感。这种患者多数有对死亡的恐怖以及对自己躯体有不健全的感觉。

（4）忧郁状态　忧郁状态使全身的能量水平低下，其精神症状表现为悲哀、忧郁、厌世、胸内苦闷、全身倦怠等。其躯体症状常有呼吸困难或窘迫感。

（5）人格解体状态　人格解体状态与呼吸困难感没有直接关联。作为人格解体状态的躯体症状，患者主要有咽喉部异物感和气管闭塞感。

3.心理调养

（1）暗示疗法　暗示疗法是主要的治疗方法之一。在了解发病的心理因素后，医生及患者的家人可根据患者的个性心理特征采用暗示疗法往往可中止发作。

（2）疏导疗法　向患者说明疾病发生的原因，给予解释性精神治疗以转移患者的注意力，疏导患者的情绪，注意不要给患者精神刺激。经常对患者给以支持、安慰、劝导，来消除焦虑和激动，并进行深入的个体心理分析，提高自我认知水平。要求患者正确对待生活中的压力，现实地分析压力存在的自然和必然性，调节自身心态，以顺应自然的人生哲学，处理现存的压力冲突。

（3）解除情绪困扰　帮助患者建立起良好的情绪反应模式，学会用正确的理性观念来对抗并取代非理性观念，从而放弃非理性观念，形成良好的心理模式。

（4）注意事项　避免精神刺激，给予抗焦虑药物，配合中医辨证施治。试行简易精神分析治疗，避免精神刺激。

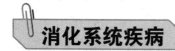

消化系统疾病

心理因素对消化系统的影响最为明显，显而易见的是每当人情绪不佳的时候就会出现厌食、腹胀，而当人情绪好的时候消化功能就会增强，医学界认为情绪对消化系统具有影响。

目前公认的消化系统的身心疾病包括：胃十二指肠溃疡、溃疡性结肠炎、肠道激惹综合征、神经性厌食症、肥胖病、神经性多饮、神经性呕吐、过敏性结肠炎等。其中以消化性溃疡最为常见。

一、"溃疡"，都是情绪惹的祸

溃疡病又称消化性溃疡，包括胃及十二指肠溃疡，为最常见的身心疾病。消化性溃疡是胃肠部慢性炎症和胃酸引起的胃和十二指肠溃疡。医学界认为本病属典型的身心疾病，认为情绪不佳是消化性溃疡的主要祸因之一。认为本病与遗传关系密切。本病可发生于任何年龄，但以壮年为多，男性多于女性，溃疡病如防治不当可引起严重的并发症，如大出血、胃穿孔或幽门梗阻、癌变等。

1.临床表现

消化性溃疡以上腹部疼痛为主症。痛的性质表现不一，如钝痛、胀闷而痛、灼热样疼痛、饥饿样疼痛甚至刺痛、绞痛难忍，疼痛有节律性特点。多在进食后半小时到一小时左右发生疼痛，持续1~2小时后逐渐缓解，下次进食后可重复出现。十二指肠溃疡多在食后2~4小时发作，呈空腹痛或饥饿样疼痛，进食后则疼痛缓解。胃溃疡疼痛多位于心口下偏左，十二指肠溃疡在上腹正中偏右，起病缓慢，病程可长达数十年。当溃疡较重时，特别是有穿透性疼痛者可涉及背部。本病与季节性关系密切，秋冬之交最多。患者饮食不节，情绪波动，再加上治疗不对症可引起多发性溃疡，最后导致胃肠穿孔。

另外还有胃肠症状，如嗳气、反酸、恶心、呕吐等。呕吐和恶心反映溃疡具有较高的活动程度，大量呕吐食物者，提示幽门梗阻。

2.情志致病

溃疡的形成机制不外乎两种：损害因素的增强与保护因素的削弱。损害因素主要包括胃酸和胃蛋白酶分泌过多对自身组织的消化作用；保护因素主要是胃、十二指肠黏膜及其分泌的黏液。

（1）不良情绪刺激　严重的精神创伤，特别是在毫无思想准备的情况下遇到重大生活事件和社会的重大变革，如失业、丧偶、丧子、离异、自然灾害和战争等；持久的不良情绪反应，如长期的家庭不和、人际关系紧张、事业上不如意等导致的各种各样的失落感。

医学观察发现情绪激动、焦虑、发怒或呈攻击性情感（如怨恨、敌意）时，胃黏膜充血，胃蠕动增强，血管充盈，胃酸分泌持续升高，可使充血的黏膜发生糜烂；而当人情绪低落、悲伤忧虑、抑郁失望、自责沮丧时，胃黏膜就变得苍白，蠕动减少，胃酸分泌不足；而在情绪愉快时，血管充盈增加，胃液分泌正常，胃壁运动也会有所增强。

医学认为，持续强烈的不良情绪，如焦虑、痛苦、愤怒、羞辱和负罪感等情绪，可通过丘脑下部改变自主神经系统的活动。迷走神经异常兴奋时会影响胃肠道消化液的分泌，促使胃酸持续增加而发生消化性溃疡。

人处于情绪激动和紧张状态时，通过垂体—肾上腺皮质轴使肾上腺皮质激素分泌增多，后者具有兴奋胃酸、促使胃蛋白酶分泌和抑制胃黏膜分泌的作用。

不良情绪可以增强对迷走神经冲动和胃泌素等刺激的反应，从而促进消化性溃疡的形成。有资料讲，80%的溃疡患者有情绪压抑的病史。

（2）长期的精神紧张　多数患者工作良好，有的还取得了一定成就，但精神生活过于紧张，即使休息也仍不能松弛，生活之弦总是绷得紧紧的。有的人情绪易波动但又惯于克制。患者情绪不稳定，遇到刺激常产生强烈的情绪反应。受挫折时特别易产生愤怒或抑郁，而他们的自制力较强，喜怒不形于色，所谓"怒而不发"。这类情绪虽然被压抑了，但却导致了强烈的自主神经系统的反应，引起疾病的发生。

3.心理调养

因溃疡病愈合慢、易复发，所以病程较长，可持续数年、数十年甚至终生。在漫长的病程中，尽管多数患者的症状不严重，以及病理改变也可以有自然缓解和较长时间的相对稳定期，但慢性疾病所致的精神压力，尤其是害怕癌前期病变的心理常影响疾病的转归。因此除饮食和药物治疗外，心理调养至关重要。

（1）学会放松与情绪疏导　患者要建立正确的自我观念，不苛求自己，不给自己造成过重的压力；要学会放松自己，做到悦纳自己；学会表达自己的内心感受，让别人理解自己；应适当处理自己的不良情绪，不至于太压抑自己。在人际关系处理上学会顺其自然，不过分关注自己，克服自我中心的心态；也不要过分地迎合别人，以至委曲求全。必要时可采用精神药物治疗，如镇静剂、抗抑制剂等，以消除或抑制各种致病精神因素。

（2）注意调节情绪　现代医学证实，胃十二指肠溃疡、溃疡性结肠炎、过敏性结肠炎等胃肠疾病与情绪密切相关。而良好的情绪，如快乐、向上、满足等会使胃肠保持良好的功能状态，使胃肠疾病明显减少。要保持轻松、愉快的良好状态，就要学会调节恐惧、激动、焦虑、抑郁、悲伤、失望等不良情绪。情绪的调节包括以下方面：

首先改善心理素质，包括提高对人自身的认识，提高对客观世界的认识和提高对人和客观世界关系的认识。

其次提高修养水平，培养高尚的情操，树立广泛的兴趣，汲取知识，增长才干，使情感具备倾向性、稳固性、持久性和深刻性。

4.注意事项

消化性溃疡病的治疗，较好的方法是从心理控制入手，结合药物、饮食与行为的疗法进行综合治疗。药物治疗可使用抗酸剂及抗胆碱能药物等。

患者在饮食上要注意进餐规律，少吃粗糙及辛辣食物，戒烟戒酒，少饮浓茶和咖啡。根据病情适当服用安定剂和抗忧郁剂。

二、慢性胃炎，情绪是你的病因

慢性胃炎系指不同病因引起的各种慢性胃黏膜炎等病变，是一种常见疾病，发病率很高。急性胃炎是由于长期服用刺激性食物如烈酒、浓茶、咖啡等，吸烟过度，经常口服水杨酸类药物、过烫的饭食或摄食时不细嚼，使粗糙食物反复地损伤胃黏膜所致。鼻腔、口腔、咽喉等部位的慢性炎症病灶的病毒或细菌吞入胃内，胆汁反流等因素均可引起慢性胃炎。但情绪因素在慢性胃炎中的作用的确不可小视，情绪是其病因之一。

1.临床表现

慢性胃炎的临床表现一般都不典型。浅表性胃炎在临床上一般表现为饭后上腹部感觉不适，有饱闷及压迫感，嗳气后自觉舒服，有时还有恶心、呕吐及一时性胃痛等，无明显体征。萎缩性胃炎的主要症状是食欲减退、饭后饱胀、上腹部钝痛以及全身虚弱等。肥厚性胃炎的主要症状是食欲减退、饭后饱胀、上腹部钝痛以及全身虚弱等。肥厚性胃炎以顽固性的上腹疼痛为主要表现，食物和碱性药物能使疼痛缓解，酷似溃疡病，但疼痛无节律性，常伴有消化不良症状，有些患者可并发胃出血。

2.情志致病

（1）精神紧张　精神紧张则涉及很多心理社会因素，日常生活中易焦虑、紧张、易怒，看问题易悲观，不关心他人，易患慢性胃炎。而在婚姻恋爱、躯体健康、工作环境方面的不愉快生活事件多的人易患慢性胃炎，且症状易复发。另外，在工作方面发生不愉快生活事件的人也易患慢性胃炎，究其原因为社会角色的变化后重新适应过程中造成的紧张情绪所致。

（2）情绪变化　医学家曾借助仪器观察情绪的变化对胃的影响，发现发怒时胃黏膜充血潮红，胃的运动加强，胃酸分泌增多；与此相反，当感到前途暗淡、忧伤悲痛的时候，胃黏膜变得苍白，胃的运动减弱，胃酸的分泌也减少了；当轻松愉快的时候，胃黏膜的血液循环适中，胃的运动不过强也不过弱，胃酸的分泌不多不少。

3.心理调养

现代医学证实，慢性胃炎与情绪密切相关，而良好的情绪，如快乐、向上、满足等会使胃肠保持良好的功能状态，胃肠疾病明显减少。因此，要保持轻松、愉快的良好状态，就要学会调节恐惧、激动、焦虑、抑郁、悲伤、失望等不良情绪。情绪的调节包括以下方面：

（1）注意情绪疏导　慢性胃炎患者，激怒时要疏导、平静；过喜时要收敛、抑制；忧愁时宜释放、自解；思虑时应分散、消遣；悲伤时要转移、娱乐；恐惧时寻支持、帮助；惊慌时要镇定、沉着。此类患者心理应激解除后，患者慢性胃炎症状可得到缓解，这提示在该类疾病的治疗中，在应用消化道促动力药及制酸剂的同时，应做好患者的心理疏导工作，可以做一些放松训练有利于患者病情的康复。

（2）培养稳定情绪，树立广泛兴趣　培养高尚的情操，树立广泛的兴趣，汲取知识，增长才干，使情感具备倾向性、稳固性、持久性和深刻性。修养水平的提高有利于患者改善自己的情绪。另外，必要的运动锻炼一是可以增强身体抵抗力，二是可以疏泄人的不良情绪。

4.注意事项

避免精神刺激；戒酒及禁饱食；急性发作时可给予解痉止痛药；配合中医辨证施治。并可适当给予一些抗焦虑的药物，解除焦虑情绪，以利于疾病的好转。

三、情绪变化就呕吐，真有这样的病吗？

神经性呕吐又称心因性呕吐，通常由于不愉快的环境或心理紧张而引起。这是一种反复不自主的呕吐发作，患了此病的人，有的人情绪出现变化就呕吐。此症一般发生在进食完毕后，无明显的恶心及其他不适，突然喷射呕吐，不影响食欲，呕吐后即可进食。由于保持适当的进食量，多数患者不会引起体重下降及内分泌紊乱等现象。

1.心理调养

（1）心理疏导　向患者讲述心理、生理的一般知识、心理疾病的内外部病因和一般规律，使其明白"心病需要心药医"的道理，从而建立治愈疾病的初步信心。在疏导时重点阐述患者所患疾病的本质、特点和战胜它的方法，这是关键。多数患者需多次、反复地阐述才能予以认同。每次阐述后，都必须要求患者根据阐述，结合自己的情况写出新的感受和认知，即反馈材料。反馈材料要求及时、详细、真实，施治者要根据这一材料给下一次阐述增加相应的新内容，使阐述更有针对性和说服力，以达到启发患者领悟的目的。

（2）实践锻炼 指导和鼓励患者进行实践锻炼。行为实践的第一步是艰难的，施治者不仅要在心理上循循善诱，而且要具体指导，亲自示范，必要时需要采取"强制"手段。只要第一步走下去了，治愈的希望也就大了。当然，实践也需要反复进行。

2．注意事项

结束治疗时，应嘱咐患者回家后在一定时期内要不断温习心理医生的阐述，并坚持实践以巩固疗效。一旦出现症状复发，要不惊不馁，以同样的方法战胜它，如能结合自己的情况摸索出新方法则更好。每战胜一次复发，就会得到进一步的巩固。必要时医生可用其他方式对患者进行巩固性治疗。另外还需嘱咐患者，努力改造个性以断除病根。

四、"减肥"减出了厌食

神经性厌食是指食欲消失。食欲是一种高级神经活动现象，厌食主要是由于中枢神经影响所致，也可由全身病变或局部病变影响，使胃肠张力减退，从而影响中枢神经而引起厌食。在日常生活中情绪的剧烈变化常可引起厌食。

神经性厌食症的主要症状是无休止地减少体重，惧怕体重增加，闻"胖"色变。神经性厌食是精神因素引起的厌食症中最显著的一种综合征。神经性厌食症的主要危害是：由于严重的营养不良造成机体功能的下降，严重贫血、恶液质、心率慢、易感染，因而威胁生命。在低于标准体重65%以下时，患者的死亡率高。

1.临床表现

（1）进食减少和体重下降　本病最早的症状为进食减少和体重下降，患者少吃甚至不吃主食，靠进蔬菜、水果和零食生存，体重迅速下降，极度消瘦。皮肤干燥而缺乏弹性，大量毳毛丛生。由于代谢低下，可出现心动过缓、血压降低、低体温、怕冷、手足发绀，还常有腹痛、便秘、月经稀少甚至闭经。到了病程后期，大部分患者对食物感到厌恶，劝其进食时即可产生恶心或呕吐。

（2）患者认识出现偏差　此类患者，即使体重远低于患者应有的体重标准，出现极度消瘦、严重营养不良的躯体状态，患者却不以为病，相反对此感到欣慰或安稳。

2.情志致病

大部分患者由于精神心理因素的作用，对自己的体型过于敏感，认为自己或自己的某个部位还是"胖"而为此不安，仍坚持"减体重"的活动。这种状态在医学上称为患者存在"体象障碍"，他们即使已很消瘦，但患者仍感自己很胖，众多研究中发现患者对自己腹、胸、臀、腿围的估计比实际大10%～15%。

3.心理调养

（1）心理疏导　神经性厌食的治疗关键在于疏导，家人要帮助患者建立正确的审美观，使其正确理解健康体魄的概念以及标准体重和身材苗条的含义，对自己的身体状况有一种客观的认识，从而克服厌食行为达到恢复体重的目的。

（2）家庭支持　家庭的干预与支持是治疗神经性厌食的一个重要因素，对厌食症患者来说，来自家庭的监督和督促是保证其恢复健康的一大因素。因为患者家属比其他人更关心患者健康，从而会对其进行精心照顾。

（3）各方密切配合　神经性厌食的治疗十分困难，患者常否认患病拒绝治疗。因此对该病的治疗是一项长期、艰苦、耐心和细致的工作，需要患者的父母、家庭与医生密切合作，互相配合。目前尚无特殊治疗手段，主要依靠精神安抚，坚持劝食，鼓励多餐。经过正确的治疗，大多数患者都能纠正不正常的进食行为。

4．注意事项

神经性厌食一般多与抑郁有关，因此最好在医生的指导下采用相应的抗抑郁药物治疗，如氯丙咪嗪、阿米替林、多虑平等。

五、"心"与结肠相牵连

溃疡性结肠炎是一种病因不明、以直肠和结肠的浅表性和非特异性炎症病变为主的肠道疾病，主要累及直肠和乙状结肠，也可侵及其他部分或全部结肠，病变严重者可涉及回肠末端，称为"反流性回肠炎"。临床症状以黏液脓血便、腹痛、腹泻或里急后重为主，急性危重病例，有全身症状并常伴有肠道外疾病和肝损害、关节炎、皮肤损害、心肌病变、口腔溃疡、虹膜睫状体炎及内分泌病症。心理因素与溃疡性结肠炎关系紧密，可以说"心"与结肠相牵连。

溃疡性结肠炎属中医"泄泻""痢疾"范畴。病位在脾胃、大肠，病邪以湿邪为主。其病因病机多由素体脾胃虚弱或饮食不节，或忧思恼怒，肝木克土导致脾胃损伤，传导失司，水湿内停，郁久化热，湿热蕴肠，肠络受损，血腐肉败化为脓血，从而形成溃疡。

1．临床表现

（1）腹泻反复发作　患者腹泻反复发作，每日3～4次至10余次不等，伴里急后重，大便形状呈糊样或水样，可伴黏液、血或血便，左下腹隐痛或绞痛。全身症状有发热、消瘦、贫血、营养失调，肠道外表现可有结节性红斑、虹膜睫状体炎、慢性活动性肝炎、胆管周围炎等。严重者并发肠穿孔、结肠出血等。

（2）纤维结肠镜检查　黏膜充血、水肿、糜烂出血、小溃疡，并覆以脓性渗出物，重症可见大溃疡、假息肉、肠壁僵硬。

2．情志致病

由于精神因素导致大脑皮质活动障碍，自主神经功能紊乱而产生肠道运动亢进，肠血管平滑肌痉挛收缩，组织缺血，毛细血管通透性

下篇：常见疾病的心理问题

增加，从而形成肠黏膜的炎症、糜烂及溃疡。

溃疡性结肠炎患者病情复杂或恶化都与精神紧张、内心冲突和焦虑不安等情绪变化有关，因此身心因素在本病的起始和发展中可能起到重要作用。

3.心理调养

（1）保持情绪稳定　情绪波动易引起复发和延长治疗时间。现代医学证实，溃疡性结肠炎、过敏性结肠炎等胃肠疾病与情绪密切相关，而良好的情绪，如快乐、向上、满足等会使胃肠保持良好的功能状态，快乐的情绪可使胃肠疾病明显减少。要保持轻松、愉快的良好状态，就要学会调节恐惧、激动、焦虑、抑郁、悲伤、失望等不良情绪。

实践的办法是：激怒时力争平静；过喜时要收敛、抑制；忧愁时尽快释放、自解；思虑时应分散、消遣；悲伤时要转移、娱乐；恐惧时要寻支持、帮助；惊慌时要镇定、沉着。

（2）注意精神疏导　心中有烦恼、气愤、郁闷情绪，自己不能排除时可以向知心朋友倾吐，以得到安慰及心理疏导，也可找心理医生进行心理咨询，以发泄心中的不快。平时如遇情绪紧张可间断地听轻松的音乐，以调节紧张的情绪。另外运动也是一种调节情绪的好办法，每天可以坚持运动半小时。

（3）改变环境　此类患者一般多有明显的精神刺激，如果是由环境引起的，暂避环境引起的精神紧张、焦虑则尤为必要，有条件的可采用更换工作，改变生活环境中的一些布置，以防触景生情引起不良环境刺激。

4.注意事项

避免精神刺激；避免刺激性食物，饮食以营养丰富、高热量和易消化的食物为主，避免刺激性和纤维素含量多的食物，少吃水产品和牛奶；适当配合精神药物及中医辨证治疗；腹痛、腹泻严重者可给予自主神经阻滞剂、镇静剂；便秘后可服缓泻剂。

内分泌系统疾病

　　内分泌系统的身心疾病包括：甲状腺功能亢进、糖尿病、精神性烦渴、肥胖症等。其中以甲状腺功能亢进和糖尿病较为常见，而且对人类身心健康损害也最大。

　　在大多数患者中常有某种事件所引起的激烈情绪反应，如亲人死亡、意外事故、人际关系不适应、欲望不被满足、精力过度损耗等等。这些事件往往给人的精神带来很大压力，情绪反应处于高度紧张与激烈波动之中，甚至在情绪创伤后几小时内就发病。可见，心理因素对内分泌系统的疾病起着非常大的作用。

　　治疗内分泌系统的疾病，在确定是心理因素致病后一定要注意保持愉快的心情，提高自我控制能力，防止不良刺激、生闷气。

一、血糖随着情绪动

　　糖尿病是胰岛素分泌不足而引起的糖代谢紊乱、血糖增高。糖尿病的治疗主要是饮食治疗和胰岛素治疗，目前已把体育疗法作为治疗糖尿病的重要手段。中老年糖尿病患者必须参加运动锻炼，持之以恒、切合实际的运动锻炼可使患者血糖、血脂下降，体重减轻，体质增强，而且精神愉悦。但鲜为人知的是心理调养也是糖尿病患者的主要调养方法之一，血糖也可随着情绪动。

1.临床表现

　　糖尿病的主要症状是三多一少，吃的多、喝的多、尿的多，体重减少，消瘦等症候群，严重时可发生酮症酸中毒，甚至昏迷。中晚期多合并有心血管、肾脏、眼部及神经系统症状。外科常合并化脓性感染、坏疽及术后创面长期不愈等症状。

　　世界卫生组织建议将糖尿病分为胰岛素依赖型也称为1型糖尿病、非胰岛素依赖型又称为2型糖尿病和继发性糖尿病。中医按临床

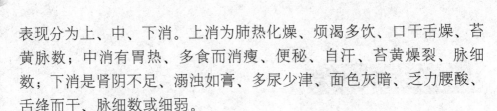

表现分为上、中、下消。上消为肺热化燥、烦渴多饮、口干舌燥、苔黄脉数；中消有胃热、多食而消瘦、便秘、自汗、苔黄燥裂、脉细数；下消是肾阴不足、溺浊如膏、多尿少津、面色灰暗、乏力腰酸、舌绛而干、脉细数或细弱。

2.情志致病

研究表明：引起糖尿病的原因较多，如遗传因素、饮食因素等，但心理因素对糖尿病的发生、转归有极大的影响。

心理社会因素包括生活与工作中的重大变故、挫折和心理冲突等。

（1）生活事件 糖尿病患者与其他慢性疾病的患者进行对照研究，结果发现糖尿病组双亲去世和严重的家庭破裂的生活事件者远较对照组多，且77%发生在糖尿病发病前。还有一些研究也发现，1型糖尿病患者的父母离异、丧失亲人等生活事件的发生率较高。有人通过调查发现，离婚与糖尿病的发生有关，也有人发现失业与糖尿病的发生有关，所以说情绪刺激是诱发糖尿病的主要因素之一。

（2）情绪因素 大量的临床研究资料表明，糖尿病的发展与情绪密切相关，一些糖尿病患者在饮食和治疗药物不变的情况下，患者情绪出现反复，甚至可出现严重的并发症。由此可见，糖尿病的发生发展与情绪因素有关。其他研究证实，安定的情绪常常可使病情缓解，而忧郁、紧张和悲愤等常常导致病情加剧或恶化。

（3）心理应激 已经发现，心理应激可以使正常人显示糖尿病的某些症状，如血糖升高、尿中糖和酮体含量增多。与糖尿病患者不同的是，正常人在去除应激后很快恢复正常，而糖尿病患者很难做到。在自然生活环境中给予人为的应激事件，结果显示，在这些人为的因素刺激下，患者的血糖水平显著增高，而且应激强度越大，血糖升高越明显，说明应激事件能引起糖尿病患者的血糖变化。

事实也是如此，糖尿病患者在情绪不佳时容易引起病情反复。笔者曾遇一位糖尿病患者，当他和妻子闹矛盾时血糖就升高，只有加重降低血糖药物的剂量，才能使他的血糖水平控制在正常范围之内。

综上所述，情绪因素在糖尿病的发生、发展、转归过程中起着十分重要的作用，良好的心理是预防、治疗、防止糖尿病进一步发展的重要因素之一。另外调查发现，大多数糖尿病患者性格不成熟、具有被动依赖性、做事优柔寡断、缺乏自信，他们也常有不安全感，有受虐狂的某些特征。这些人格特点被称作"糖尿患者格"。

3.心理调养

（1）鼓励患者调节情绪　心理调养的主要目的是改善患者的情绪反应和提高他们对糖尿病医疗计划的遵从性。要改善患者的情绪，就需先了解造成消极情绪反应的原因。医生应当采取各种有效的方法控制患者的病情发展，因为病情变坏或恶化常常是导致消极情绪反应的首要原因。

消极情绪反应不仅损害糖尿病患者的心理，而且不良心理又反过来影响糖尿病患者的病情和康复。研究表明，长期抑郁的患者胰岛素的分泌量可进一步减少。

（2）及时地提供情绪支持　医护人员应当及时地提供情绪支持，力争改变患者对疾病的悲观主义的认识与评价，增强患者战胜疾病的信心。可以依据病程引导患者适当地采取"否认机制"，以便赢得必要的时间以顺应和接受严酷的事实。医务人员同患者间应当有充分的交流机会，以便让患者倾诉自己的忧虑和痛苦，自由地表达自己的情感。医护人员和家人可在此基础上对患者进行疏导和教育。

（3）摆脱心理困境，科学安排生活　要让患者和家属了解糖尿病的基本知识、学会注射胰岛素和尿糖测定技术，帮助患者科学地安排生活、饮食和体力活动，避免肥胖和感染的发生。在心理调养上应根据患者的个性特点和心理反应有针对性地进行，如果患者的不良情绪反应来自对疾病的误解，则应向其介绍疾病的知识和治疗方法，给予开导、安慰和支持，使其摆脱心理困境，消除忧虑，积极配合治疗。

（4）采用松弛疗法　医护人员要帮助患者学会放松自己的身心，学会应付各种生活事件和调节、控制情绪，以有利于糖尿病的防治。临床观察发现，紧张因素对糖尿病的代谢控制有一定影响，而使紧张

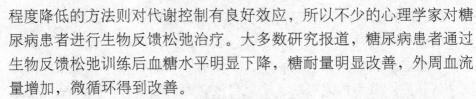

程度降低的方法则对代谢控制有良好效应，所以不少的心理学家对糖尿病患者进行生物反馈松弛治疗。大多数研究报道，糖尿病患者通过生物反馈松弛训练后血糖水平明显下降，糖耐量明显改善，外周血流量增加，微循环得到改善。

（5）根据疾病特点做好疏导　糖尿病有不同于其他疾病的特点，常常会给患者带来难以应对的要求，所以要求医者及家人应根据糖尿病患者与其他疾病患者的这些不同特点，加以疏导。这些特点是：

①糖尿病并发症多，病情易反复，某些患者可能出现心功能不全，神经或肾病变，发生休克或昏迷，个别患者还需要截肢。这些情况下患者在心理上常常极为痛苦、恐惧，甚至发生较严重的精神障碍。应当在这些情况发生前就采取适当的预防措施，使患者有一定程度的心理准备。如果这些情况已经发生，则应当及时地向患者提供心理与药物治疗和有效的社会性支持，以免消极情绪和精神障碍进一步发展。同时，告诉患者目前尚无病因疗法，必须长期对症治疗，要求患者树立战胜疾病的信心，在思想上要有长期应战的准备。

②糖尿病的治疗有赖于患者的密切配合，常常要求患者改变多年来养成的生活习惯和行为模式。

③一般来说，糖尿病患者的病情易于发生波动，而预防病情波动的措施不一定总是能使病情稳定或好转。有时甚至可发生酮症酸中毒和昏迷。造成波动的因素太多，令患者感到防不胜防，所以有时患者就会感到失望、无依无靠、无所适从、悲哀、忧愁、苦闷，对生活和未来失去信心，对付外界挑战和适应生活的能力下降，甚至导致自杀行为。自杀意念的发生与抑郁严重程度与治疗依从性相关。

有人对2型糖尿病患者的调查发现抑郁症状发生率高达61%，明显高于一般人群。而不良的情绪对糖尿病的代谢控制和病情转归又会产生消极的影响。

④糖尿病对人心理方面的影响，除了情绪和性格外，还可由于血糖的波动而直接影响患者的注意力、定向能力、知觉、记忆和思维等。其他功能受损又会影响患者照料自己的能力，从而不仅会干扰患

者的各种活动，而且会对患者的全部生活产生间接的影响，所以说对糖尿病患者的病情了解有助于理解患者的一些行为特征。

⑤糖尿病还可引起性功能障碍，主要表现在性欲下降、性兴奋降低、勃起能力下降及性交次数减少，进而性满意度下降。其原因与血糖控制不良、躯体并发症及抑郁情绪有关。夫妻双方的相互理解可增强患者的心理稳定，否则由此又可引起患者情绪的抑郁，进而影响疾病的转归。

二、"轻身瘦体"话心理

肥胖症是人体内脂肪堆积过多或分布异常、体重增加的一种病态，是遗传因素和环境因素共同作用的结果。肥胖不仅损伤自己的形象，而且挫伤自信心，同时还可引发许多疾病。专家指出，超过标准体重10%以上者，死亡率比正常体重者要高22%；如果超重20%以上，死亡率将比正常体重者高出44%。我国某大城市的200名80岁以上长寿者中，无一是肥胖者，可见肥胖症对中老年人的危害之大。现在许多中老年人都将"轻身瘦体"作为生活中的一项主要工作，其实肥胖与中老年人心理也密不可分。

1.临床表现

轻型肥胖病者多无不良反应，中型和重型肥胖病者易出现临床症状，如下肢沉重，活动时气促，体力劳动易疲倦，弯腰前屈困难，腰、腿痛，怕热多汗，皮肤皱褶糜烂；嗜睡酣眠，多食善饥，喜食零食、糖果糕点甜食，如不及时进食就会出现心悸、冷汗、手颤，以至月经稀少甚至闭经不孕。

单纯性肥胖轻者没有明显症状。中、重度肥胖表现有乏力、怕热、出汗、动则气短心悸，以及便秘、性功能减退，女性可伴有月经不调等症状，部分患者由于内分泌功能失调而浮肿，也可因为脂肪过多或活动减少而引起下肢血液、淋巴液回流受阻而出现浮肿。

肥胖者胸腹部脂肪过度堆积，呼吸时胸廓活动受限，患者表现为心慌、气促。此外，心脏周围大量脂肪组织及心脏内脂肪沉积，会降低心脏功能，减少每搏输出量。由于大量脂肪体内堆积增加心脏负担，使得患者对运动耐量大大降低，不能胜任体力劳动及体育运动，甚至于影响日常生活，出现动则气喘以及心慌、汗出、头晕等症。

2.精神致病

（1）精神因素影响肥胖　实验及临床证实：下丘脑在高级神经调节下有调节食欲的中枢，其中腹内侧核为饱食中枢（又称厌食中枢），兴奋时有饱感而食欲减退，抑制时食欲大增。腹外侧核为食饵中枢（又称嗜食中枢），兴奋时食欲旺盛，抑制时则厌食或拒食。正常情况下二者相互调节，相互制约，当二者功能紊乱时，饱食中枢抑制或食饵中枢兴奋均可提高食欲而致肥胖。此外，食饵中枢功能受制于精神状态，迷走神经兴奋而胰岛素分泌增多时常出现食欲亢进；精神过度紧张而交感神经兴奋或肾上腺素能神经受刺激时食欲受抑制。腹内侧核为交感神经中枢，腹外侧核为副交感神经中枢，二者在本症发病机理中起着重要作用。

（2）肥胖症与情绪性进食有关　肥胖症患者在成长的过程中曾遇到过这样一些情况，比如在婴儿时期，母亲只按固定时间给孩子喂奶，而小孩在吃奶时间到来之前早已感到饥饿和不安；或者在少儿时期，父母用各种好吃的对孩子进行奖惩或安慰；还有遇事易冲动，容易悲观，然而在进食之后，其心理上能获得一定程度的放松等等。

专家指出，肥胖症患者有可能会将心理上的放松、情绪上的好转与食物挂钩，养成情绪性进食的习惯，而情绪性进食是肥胖症的主要病因之一。

一些人在情绪低落时会不断地吃东西，或者暴饮暴食，另一些人则会常常失眠，并且在失眠时吃东西。久而久之，这些人便容易患肥胖症，而当这种肥胖症患者接受节食治疗时，又经常会出现抑郁、苦闷等反应，等疗程结束后他们又会不由自主地大吃。

3.心理调养

对习惯于情绪性进食的肥胖症患者实施心理疗法，在治疗的过程中医生要努力使患者对食品以外的事物产生兴趣，学会用"脑"而不是"胃"来解决生活中的问题。

心理疗法可促进节食和锻炼的效果，临床证实，肥胖症患者在结束减肥疗程后可保持原先的减肥效果。

4.注意事项

减肥是一个综合性的问题，在减肥过程中不但要注意心理的调节，更重要的是要注重饮食与运动的调节，只有这样才有可能收到明显的效果。如果不注重调节的综合性，就很难取得显著的效果。

三、气越大脖子越粗的病

甲状腺功能亢进症简称甲亢，是由于甲状腺分泌的甲状腺激素（TH）过多而引起的一种疾病。甲状腺病俗称"大脖子"病，中医称之为"瘿"。本病多见于女性。大多数甲亢患者出现甲状腺肿大，肿大的程度有轻有重，极少数甲亢患者甲状腺不肿大。不少甲亢患者还有眼球突出，眼球突出的程度有轻有重。甲状腺功能检查可以发现甲状腺摄碘^{131}I率增加，血中甲状腺激素（T_3、T_4）水平明显增高。最常见的甲亢类型是毒性弥漫性甲状腺肿，大约占全部甲亢患者的90%左右。其病因主要与免疫功能紊乱和先天性遗传有关。但心理因素对甲亢的影响的确不可忽视，尤其对患了甲亢的人来说，气越大越不利于疾病治疗，气越大脖子越粗，正所谓"脸红脖子粗"。

1.临床表现

患者常见两眼突出，性情急躁，食多消瘦，终日心慌手颤，不能正常工作与生活。如出现怕热、多汗、食欲亢进、消瘦、心慌、情绪紧张及脾气急躁等症状。

2.情志致病

甲状腺发病与多种因素有关，并不是全部甲状腺功能亢进都是身心疾病，但甲状腺功能亢进与精神关系密切，精神症状可能是其原因，也有可能是其结果。据临床观察，精神因素对甲状腺功能亢进患者的病情转归有较大的影响。

3.心理调养

虽然甲状腺功能亢进病患者表现的精神症状是原发还是继发问题尚未清楚，但都表现为神经质、焦虑、抑郁、情绪波动等精神症状。另外有的伴有幻觉、妄想、强迫倾向，因此需要进行精神方面的心理疏导。心理疏导的方式要因人而异，家人及医者要根据患者的个性以及人格特点，确定合理的疏导方式，对于患者平时一些情绪异常要给予充分的谅解。

神经系统疾病

现在，人们普遍认为神经系统身心疾病是一种非器质性精神障碍。它的发病常与心理因素或社会因素有关，其特征为持久的心理冲突，患者能觉察到这种冲突，并因此导致精神上困惑以至痛苦。大部分患者意识清楚，对自己的病有自知力，求治心迫切。值得注意的是现在社会上许多人并不真正了解神经症的情况，容易轻易地把它与精神病划等号，视神经症患者为精神患者。这种社会压力贻误了许多神经症患者求治的时机，以致使许多人真的成了精神病患者。

神经系统的身心疾病包括：肌紧张性头痛、偏头痛、抽搐、书写痉挛、痉挛性斜颈、神经功能失调等。其中以偏头痛对人们的健康影响最为普遍。

一、他为什么老是坐卧不安？

焦虑症是一种神经症，患者以焦虑情绪反应为主要症状，同时伴有明显的自主神经功能紊乱。

焦虑症在正常人身上也会发生，这是人们对于可能造成心理冲突或挫折的某种特殊事物或情境进行反应时的种种状态，同时带有某种不愉快的情绪体验。这些事物或情境包括一些即将来临的可能造成危险或灾难，或需付出特殊努力加以应付的东西。如果对此无法预计其结果，不能采取有效措施加以防止或予以解决，这时心理的紧张和期待就会促发焦虑反应，过度而经常的焦虑就成了神经症性的焦虑症。生活中有相当多的人莫名其妙的坐卧不安，对事对人担心，其实这是患了焦虑症。

1.临床表现

患者充满了过度的、长久的、模糊的焦虑和担心，这些担心和焦虑却没有一个明确的原因。这些担心、焦虑与正常的、由现实危机引起的担心、焦虑很相像。这些患者更多的时候他们自己也不知道为了什么，就是感到极度的焦虑。焦虑和担心一般要持续在6个月以上方可考虑诊断为焦虑症，其具体症状包括以下四类：身体紧张、自主神经系统反应性过强、对未来无名的担心、过分机警。这些症状可以是单独出现，也可以是一起出现。

（1）身体紧张 焦虑症患者常常觉得自己不能放松下来，全身紧张，面部绷紧，眉头紧皱，表情紧张，唉声叹气。

（2）对未来无名的担心 焦虑症患者总是为未来担心，他们担心自己的亲人、自己的财产、自己的健康。

有一王姓男子，夫妻恩爱，性格内向。有一天，他的心情突然变得不安起来，从此不去上班，终日呆在家里时刻等待着不幸的到来，不论什么事总是担心会出现最坏的结局，任何一点小事他都把后果想像得非常严重。晚上要睡觉了，担心失眠，妻子上班他担心会出车祸，胃部不适，就马上想到胃癌，……请医生诊断吃药也不见好，非常痛苦。

这是一种有内容的焦虑，用心理学的观点分析，其内心深处必定有一种压抑着的痛苦。只要痛苦一解除，这种焦虑就会消除。现在，大多数焦虑症患者患的是"无名焦虑"。患者感到非常不安和害怕，但说不出怕什么或究竟会发生什么不幸，也知道这是一种主观的想像，并没有什么客观事实根据，然而正是这种无对象无内容的恐怖不安使患者十分痛苦。

（3）自主神经系统反应性过强 焦虑症患者的交感和副交感神经

系统常常超负荷工作。临床上患者易出现多汗、眩晕、呼吸急促、心跳过快、身体发冷发热、手脚冰凉或发热、胃部难受、大小便过频、喉头有阻塞感等症状。

（4）过分机警　焦虑症患者每时每刻对周围环境的每个细微动静都充满了警惕，有时可以说是草木皆兵。

2.心理调养

（1）暗示疗法　自信是治疗焦虑症的必要前提。焦虑症患者应暗示自己树立自信，正确认识自己，相信自己有处理社会性事件和完成各种工作的能力，坚信通过治疗可以完全消除焦虑疾患。通过暗示，患者每多一点自信，焦虑程度就会降低一些，同时又反过来使自己变得更自信，这个良性循环将帮助你摆脱焦虑症的纠缠。

（2）深度松弛疗法　如果患者能够学会自我深度松弛，就会出现与焦虑状态中所见相反的反应，这时其患者身体就有了自主权，而不会为某些朦胧意识所控制。生活中患者如果有焦虑状态出现，用松弛法重复进行，患者慢慢就会在任何紧张情境或事件中都不再感到焦虑。

（3）分析疗法　有些焦虑是由于患者将经历过的情绪体验和欲望压抑到潜意识中导致病症。患者成天忧心忡忡、惶惶犹如大难将至，痛苦焦虑不知其所以然。此时，患者应分析产生焦虑的原因，或通过心理医生的协助，把深藏于潜意识中的"病根"挖掘出来，必要时可进行发泄，这样症状一般可消失。

（4）刺激疗法　焦虑症患者发病时脑中总是胡思乱想，坐立不安，痛苦不堪，此时患者可采用自我刺激转移注意力，如在胡思乱想时找一本有趣的能吸引人的书读，或从事自己喜爱的娱乐活动，或进行紧张的体力劳动和体育运动，以忘却其苦。

二、情绪与偏头痛

偏头痛是以发作性、搏动性头痛为特征，表现为一侧或双侧头部跳痛，伴有恶心、呕吐等自主神经症状，是与心理社会因素相关的常见身心疾病。

心理因素在偏头痛病因中不可忽视。头痛是临床最常见的症状，人的一生没有头痛体验的极少，可见头痛症状的普遍性。

1. 情志致病

其病因复杂，发病机制迄今尚未完全阐明。目前认为偏头痛的发作主要是头颅部血管舒缩功能障碍，主要涉及表浅的动脉。近来许多资料表明，偏头痛的发生主要与心理、血管、生化等三个基本因素有关。

（1）不良情绪　情绪紧张、焦虑、抑郁、疲劳、行为冲突等是激惹和加重偏头痛的重要心理因素，个性调查显示，患者有情绪不稳，缺乏独创性思维，对问题处理欠灵活，缺乏对付紧张和心理压力的能力，极端关心身体，偏于抑郁、悲观，易于不满，缺乏自信，过低评价自己等个性特点。这些个性缺陷可能是偏头痛不易根治、易于复发的内在因素之一。另外，偏头痛患者在早期生活中常有过重的负荷、家庭或环境的压力及心理应激等病史。总之，人格特点、行为方式和对心理应激的认知评价都会影响偏头痛症状发作的频率和强度。

（2）心理应激因素　心理应激因素首先影响交感神经功能，使偏头痛发作前期先是颅内血管收缩，接着颅外血管扩张，头痛发作期出现搏动性头痛，同时颅内血管亦扩张，脑血流量减少从而产生神经功能及高级神经功能障碍等症状，包括烦躁、恐惧及发怒、悲观失望和注意力不集中等情绪改变，后者又影响交感神经功能。由于血管扩张，血管通透性增强，严重时形成脑水肿、持续性头痛。头痛发作时血液流变学异常，具有"黏"、"浓"、"聚"的特点。

（3）个性心理因素　偏头痛的心理因素，除了上述的不良情绪外，个性心理因素与头痛有密切关系。固执、孤僻、谨小慎微、敏感多疑、心情经常处于矛盾状态、好胜心强、急躁、好激动的人容易产生这两种头痛病。

笔者曾遇到过一例患者，平时体格健壮，精神状态良好，其人到中年还参加自学考试，但每遇考试其偏头痛就发作，考试过后偏头痛就缓解，后来每遇情绪紧张或让其外出偏头痛就发作。

2.心理调养

偏头痛发作和加重与心理因素相关，所以行为上应防止过于紧张、焦虑和恐惧，保持正常睡眠，头痛时短期睡眠也有治疗价值。

偏头痛的治疗以心理调养为主，要消除精神紧张等不良情绪。在工作、学习、生活上有张有弛、劳逸结合，学会有规律地生活。

偏头痛患者要培养爽朗、乐观、豁达的性格，保持宁静的情绪。鼓励患者参加力所能及的工作，参加适当的体育、娱乐活动则有利于放松身心、消除疲劳和紧张。

慢性偏头痛患者可运用生物反馈法和松弛疗法培养控制、调节自己情绪的能力，以利于疾病的恢复。

有的患者由于顽固性偏头痛久治不愈，多方检查又无异常，因此怀疑自己患了不治之症，四处求医，情绪低落、抑郁和焦虑。这类患者除采用上述方法以外，可采用抗抑郁、抗焦虑药物治疗。

3.注意事项

慢性偏头痛患者伴有抑郁、焦虑者，可加用小剂量阿咪替林、多虑平等抗抑郁药，也可采用中医辨证施治，或用针灸配合治疗，往往可收到明显的疗效。

三、用"假药"也能治好的病

癔病多发生于青壮年，以女性为多见，是由明显的精神因素、暗示或自我暗示所导致的精神障碍。其特点为：患者有特殊的性格；发作与精神因素有关；症状复杂多变，但主要是精神障碍和躯体机能障碍；检查无相应的阳性体征发现。在治疗上，医生多用药物暗示疗法，所以被许多人称为用"假药"也能治好的病。

本症多于青壮年期发病，发病突然，可有多次发作，尤多见于女性。国外报道一般人口中患病率为5‰，战时发病率占战时神经症的

50%，直接与战伤有关的约为40%～60%。国内流行病学调查资料中各地报道的差异很大，约占神经精神科门诊总数5%～10%。近年来，癔症发病率有减少趋势。

1.临床表现

主要表现为感觉或运动障碍，意识状态无改变，症状无器质性基础的一种神经症。表现多种多样，但在同一患者身上往往仅有一、二种症状出现，且每次发作多为同样表现的重复。

2.情志致病

（1）精神创伤与刺激　一般多由急性精神创伤性刺激引起，亦可由持久的难以解决的人际矛盾或内心痛苦引起，尤其是气愤与悲哀不能发泄时，常导致疾病的突然发生。一般说来，精神症状常常由明显而强烈的情感因素引起，躯体症状多由暗示或自我暗示引起，首次发病的精神因素常决定以后发病的形式、症状特点、病程和转归。再发时精神刺激强度虽不大，甚至客观上无明显原因，因触景生情，由联想激起与初次发病时同样强烈的情感体验和反应而出现模式相似的症状表现。

（2）高度情感性　平时情绪偏向幼稚、易波动、任性、急躁易怒、敏感多疑，常因微小琐事而发脾气或哭泣。情感反应过分强烈，易从一个极端转向另一个极端，往往带有夸张和戏剧性色彩，对人对事也易感情用事。

（3）高度暗示性　指患者很容易接受周围人的言语、行动、态度等影响，并产生相应的联想和反应时称暗示；当时自身的某些感觉不适产生某种相应的联想和反应时称自我暗示。暗示性取决于患者的情感倾向，如对某件事或某个人具有情感倾向性，则易受暗示。

（4）高度自我显示性　患者具有以自我为中心倾向，往往过分夸耀和显示自己，喜欢成为大家注意的中心。病后主要表现为夸大症状，祈求同情。

（5）富于幻想性　富于幻想，其幻想内容生动，在强烈情感影响下易把现实与幻想相互混淆，给人以说谎的印象。

3.心理调养

患有癔症的患者虽然并没有发生组织器官的实质性病变，但却可以突然出现种种丧失功能的表现，例如有的突然看不见，有的突然听不见，有的突然说不出话，甚至突然半身不遂或下肢瘫痪。

在治疗上主要采用暗示治疗法。首先要让患者对医生产生信任，可让有权威的医生告诉他只要给他注射一针高级的特效药，马上就能恢复功能。经过这种暗示以后，再给患者注射一支"蒸馏水"或其他安慰性的药物，结果就能使癔病性失音患者马上可以说话，使癔病性瘫痪患者行走如常。虽然"蒸馏水"并没有任何治疗作用，但对患者起到了"安慰剂"的暗示疗效，所以有人说"假药"也能治病就是说的心理治疗对癔病的作用。

四、情绪也有"感冒"时

抑郁症是一种情绪上的"感冒"状态，正所谓情绪也有"感冒"时。抑郁症常来得突然又隐蔽，令人在不知不觉中就失去了自我。情绪沮丧本应是生活中极普遍的现象，这是对压力和挫折的一种正常反应，也会在短时间内恢复正常，但若反应过大或是无法调适恢复，让不良情绪吞噬、打败，这极可能就是令人担心的抑郁症。

如果常为小事冲动、易怒，过度压抑、沮丧难过、厌世逃避，不知每天为何而活，这说明抑郁指数已经攀高，已达到疾病侵噬身心健康的危境。

抑郁症是一种常见的疾病。据世界卫生组织报告，抑郁症是仅次于心血管疾病的人类第二大疾病，在一般人群中其终生患病率高达20%，女性患病的比例多于男性。抑郁症具有复发的倾向，大约75%的抑郁症患者在发作后的10年中会有第二次发作。

1.临床表现

患者心情抑郁、失去兴趣和快乐感、容易疲乏、注意力不集中、总想不高兴的事、思维和反应迟钝、自责自罪、工作学习和创造能力明显减退、严重时有自杀的想法和行为。另外也可以有"衰弱"性的躯体症状：如失眠早醒、食欲不振、体重减轻、性欲减退、困倦乏力、头痛头晕等。

患者情绪低落和沮丧并摆脱不开这种痛苦的感觉，甚至无法忍受这种感觉，每天早晨及上午最明显。悲观、失望、愧疚、无助感、无望感、感觉自我一无是处，憎恨自己、责备自己、甚至脑海中不断涌现出想处罚及伤害自己的冲动念头。

如果患者具有上述大部分的症状，并且每天都有，持续两周以上，已经明显影响正常的工作和生活，就应该高度怀疑抑郁症的可能性，应尽快去医院就诊。

临床上就有这么一则案例：某单位食堂管理员，因感冒发热引起肺炎。由于某种原因一时没有治好，整日咳嗽不断。对此他极为害怕，认为身体崩溃了，治不好了，心理压力很大。因此，睡眠也渐渐不好，夜晚他躺在床上辗转反侧，总想自己将不久于人世，应该把后事安排好，防止给妻子儿女带来更多的麻烦。他表面强作镇静，不声不响的卧床休息，内心却极为痛苦。最后终于患了抑郁症。

2.心理调养

抑郁症是一种情绪上的"感冒"状态，来得突然，但与精神异常不同，千万不要不敢承认或忽视它而错失及早治疗的良机。治疗抑郁症最有效的不是药物，而是心理。

（1）认识疗法　一切情绪都是思想或认识所产生的，目前的思想状况怎样，也就会感觉怎样。当感到抑郁时，是因为思想完全被"消极情绪"所控制，往往相信事实正如所想像的那样糟糕，整个世界好像在黑暗的阴影笼罩之下。这种消极思想几乎总是带有严重的歪曲性，它几乎是一切痛苦的惟一原因。

（2）疏泄疗法　对患有抑郁症的患者采用疏泄疗法往往可取得满意的效果，如每天坚持一定的运动，采用跑步、游泳、跳绳等运动项目，有条件的患者可在家人的陪伴下外出旅游，这对于疾病的恢复有一定的好处。

3.注意事项

抑郁症是一种完全可以治好的疾病，早期的充分治疗（包括药物治疗）可以避免精神残疾和慢性化。抑郁症治疗越早效果越好。患者有明显的自杀倾向时，光靠心理安慰和劝说是不够的，积极的药物治疗非常重要。同时不能让患者独居一室，身边应有人照看，否则会发生意外事故。

五、神经为什么能衰弱？

神经衰弱一词最先由美国医生提出，近年来又在疾病分类中取消了这一名词。但在我国和国际疾病分类中均保留神经衰弱这一诊断。目前，国际上有把神经衰弱的症状局限于容易疲劳为主要表现的倾向。

神经衰弱是中老年人的多发病与常见病，脑力工作者较为常见，占门诊就诊神经症患者的半数以上。现在有相当多的神经衰弱患者问，怎样才能叫我的神经不衰弱呢？其实，神经衰弱与心理密切相关。

神经衰弱是因长期的精神过度紧张、思想负担过重等负性情绪以及极度疲劳等引起大脑高级神经系统功能失调的一种疾病。

1.临床表现

神经衰弱的临床症状主要表现为心理功能的失调，如注意力不集中、记忆力减退、情绪激动等。

（1）兴奋型　表现为容易兴奋，也容易激怒。这类人自制能力很差，遇事不冷静，易急躁，对什么事都表现得不耐烦，甚至暴怒。注意力容易集中也容易分散，记忆力差。看书、听课、开会易感疲乏。这种人有时尽管整夜失眠、头痛、头昏，但白天并不困或偶尔才感到困倦。自主神经系统功能失调可不明显，也可很明显。表现为对刺激可能反应过分强烈，如多汗、心悸、血压暂时升高等。

（2）衰弱型　此类患者精神萎靡不振、躯体软弱无力，对学习、工作或劳动难于胜任。由于头脑迷糊，思维迟钝，对周围的人或事情淡漠。这种人睡眠表浅、多梦，经常感到似睡非睡，不能消除疲劳。

2.情志致病

由于长期的思想矛盾和情绪紧张可导致神经衰弱，出现上述的临床表现，而这些临床表现又反过来加重负性情绪，形成恶性循环。造成长期持续的负性情绪和过度疲劳的原因有很多，如工作不顺心、人事关系紧张、生活苦闷、居住条件差、恋爱受挫、婚姻家庭的破裂、下岗、就业困难、工作或学习任务艰巨复杂、劳逸结合不好等等。

（1）精神因素　精神因素是诱发神经衰弱的重要原因，凡能引起神经活动过度紧张并伴有不良情绪的情况都可能是神经衰弱的致病因素。如亲人死亡、家庭不和睦、事业失败、人际关系紧张、生活节律颠倒及长期心理矛盾得不到解决时均可能诱发本症。

（2）性格特征　敏感、多疑、胆怯、主观、自制力差。性格特征明显者可因一般性精神刺激而发病；性格特征不明显者则须较强烈或较持久的精神刺激之后才发病。

（3）躯体疾病　各种躯体疾病或能削弱躯体功能的各种因素，均能助长本症的发生。其主要与患者对疾病的担心和过于关注有关。

神经衰弱患者的发病机理尚未阐明，在性格特征或躯体因素基础上，精神因素使中枢神经系统功能长期过度紧张，导致抑制功能活动削弱和兴奋相对亢进，从而出现易兴奋也易疲劳的状态，最大限度地削弱了皮质下自主神经中枢的控制与调节，从而出现各种自主神经功能紊乱。

3.心理调养

（1）重视心理调养　要重视心理调养，这对提高治疗效果很有好处。首先帮助患者树立战胜疾病的信心和决心，使患者建立乐观的情绪，积极配合治疗。另外，还要帮助患者合理地安排工作、学习、劳动和休息，鼓励患者积极参加体育和娱乐活动。

（2）采用认知疗法　要使患者了解疾病的性质和发生的原因，帮助患者掌握有关疾病的必要知识，消除疑虑，减轻思想负担。在认真听取患者的陈述之后，要向患者讲述该病的发病原因、临床特点、演变规律、防治措施，使患者认识到疾病的本质，消除对疾病的恐惧心理，使患者主动配合医生治疗，调整自己的生活规律，注意劳逸结合，坚持锻炼身体，增强体质和中枢神经系统功能活动的稳定性。

4.注意事项

在治疗神经衰弱时，要采取综合性措施，即心理、药物、物理治疗联合应用。原则上以精神治疗为主，辅以必要的药物治疗。另外，加强身体锻炼、调整生活规律也具有极为重要的意义。

六、越想睡越难睡的病

失眠对中老年人来说是一种越想睡越难以入睡的症状，是一种常见症状，通常称为"不寐"。它是指中老年人经常不能获得正常睡眠，或入睡困难，或睡眠时间不足，或睡眠不深，或体力的恢复不足，严重时则以彻夜不眠为特征的一种病症。必须指出，不管每夜实际的睡眠时间是多少，至少要连续三周感到有睡眠不足并引起上述明显的功能障碍者，方可称为失眠症。

1.临床表现

主要表现为入睡困难、易醒和早醒三种形式。三者可单独出现，亦可合并存在。失眠可使人精神萎靡、情绪低沉、紧张急躁、注意力不集中、记忆力减弱，从而影响工作和学习。

2.情志致病

引起失眠的原因众多，但中老年人失眠除了与个体因素、环境因素、疾病、药物影响有关外，还与心理因素有关。现实生活中常有许多矛盾不能完全解决，使人烦恼苦闷，老年人心理承受力差，一个很小的问题也会在脑海里掀起巨大波澜，日思夜虑，以致失眠。焦虑、恐惧、忧郁、兴奋、发怒均可引起失眠。

3.心理调养

（1）"先睡心，后睡身" 心静神安方能入睡。在睡前半小时最好不要思考问题，做一些松弛大脑的活动，如散步、听轻音乐和戏曲，这些都有利于加快入睡。中医在睡眠与精神的关系方面认为，不寐与情志有关，倡导"入寐之法，首在清心"。如果睡前心情不静，欲望不止，这类失眠的人往往服用安眠药也没有用。所以，一定要从思想的苦恼中解脱出来，不要和别人攀比，有时越比越不是滋味，越容易使人陷入苦恼的困境。

（2）解除紧张心理 人到老年期总有许多不如意的事情，尽管如此也应尽量生活愉快，解除紧张心理，才能获得良好睡眠，否则会辗转反侧，脑中不断地浮现过去、现在、未来的事，不能入眠。

（3）催眠疗法 患者可进行自我催眠，如闭上双眼，进行联想："我现在躺在床上，非常舒服……我似乎很难入睡……不过没有问题……我现在开始做腹式呼吸……呼吸很轻松……我的杂念开始消失了……我的心情平静了……眼皮已不能睁开了……手臂也很重，不想抬了，也抬不起来了……我的心情十分平静……我困了……我该睡了，我能愉快地睡着……明早醒来，我心中会非常舒畅。"

（4）其他疗法 要求患者生活规律，鼓励患者适当参加一些体育活动和体力劳动，如每晚睡前可散步、练太极拳，以增强神经系统的稳定性，使精神安定、思想宁静。若有内心苦闷，可找知心朋友或心理医生畅谈，排解内心郁闷，使之豁然开朗即可安然地睡眠。

4.注意事项

改变晚上喝茶、喝咖啡、喝酒的习惯，按时作息和睡眠，养成良好的生活规律。

若失眠较严重，应在医生的指导下采用中医辨证施治或服用适量镇静催眠药，如佳静安定、舒乐安定、氟安定、依梦返等。

失眠患者应针对入睡难、易醒、早醒三种不同情况，有针对性地选择治疗药物。但应避免长期单独使用某一种药物，以免引起药物依赖。

七、我为什么老有一种怪想法？

强迫性神经症是一种以强迫观念和强迫动作为特征的神经功能性疾病。所谓强迫症是指患者主观上感到有某种不可抗拒的、不能自行克制的观念、意向和行为的存在。患者虽然认识到这些观念、意向或行为是不恰当的或毫无意义的，或是同其人格不相容的，但又难以将其排除。也就是说强迫症不仅有自我强迫，而且同时有自我反强迫，是一种典型的心理冲突疾病。有相当多的中老年人患有此症，患者常觉得有莫名其妙的怪想法。

1.临床表现

（1）强迫观念　强迫观念表现为不由自主地在大脑中呈现某种想法、某件事、某句话等。比如，看到河里的水，马上想到自己是否会被水淹死，自己吃的水是否也像河里的水一样不干净，反复思考水为什么会流动，为什么会是无色的。有的患者会对自己做过的事情产生不必要的怀疑。如门已锁好，怀疑是否锁好；信已投出，怀疑是否贴了邮票等。也有的患者对于往事，反复回忆，明知没有必要但不断回萦于脑海之中无法摆脱。还有的患者老想着一些毫无现实意义而且不可能得出结论的问题，而这些问题多是些普通的自然现象，如是先有鸡还是先有蛋，人为什么要长两只眼睛等等。

（2）强迫意向　患者感到有一种强有力的内在驱使，往往是突然产生的一种冲动感，但实际上并不直接转变为行动。例如，患者走到井旁时，就出现要跳下去的冲动；看见刀子，就出现要杀人的冲动等。事实上这类患者的认知很清晰，而且大都是一些办事认真负责的人，他们决不会真正做出这种行为，只是一种强迫意向的"病态"折磨罢了。

临床上有一患者，一天早上醒来发现同宿舍的一同事突然死去，她十分害怕。后来因有杀人嫌疑而被公安部门传讯，因此心情更是紧张，担心公安部门弄不清事实真相而误判自己。后经查明，死者属自杀。但从此患者终日担忧自己真的会杀人，担忧自己控制不住会向别人碗里投毒。这样，在"怕"的心理支配下，她终于患了强迫症。看见吃的东西，就认为里面放了毒，见了刀子，就有一种要拿起来砍人的心理冲动。

（3）强迫行为　表现为明知没有必要，或者近于荒唐，而又不可克制的行为。例如，患者怕不清洁而罹某种传染病，则反复洗手，明知手已洗净无需再洗，但无法控制，否则心绪不宁。又如，上街购物，怀疑多付了钱，因而反复向营业员询问，并要自己再数一遍才放心。

2.情志致病

（1）个性特征　强迫症患者病前一般都心地善良，总想诚实做人、老实办事，有向不良行为做斗争的想法。但他们好多疑，害怕有一些不利于自身的事件发生。也有部分患者病前因循守旧、墨守成规、刻板固执。

（2）精神刺激　天有不测风云，人有旦夕祸福。严重的生活事件和工作挫折、亲人的丧亡、意外不顺心的事件，以及意外受到惊吓、遭受政治上的冲击、企业破产等均可使患者引起恐惧，内心产生矛盾。这些意外可使患者谨小慎微，遇事犹豫不决，反复思考，忧心忡忡。这些常为强迫症病前的诱发因素。

（3）自卑心理　自卑心理是这类患者常有的心理特征，强迫症患者大都有不同程度的自卑感，自卑感是本病产生的主要原因之一。

3.心理调养

强迫症的心理调养主要根据患者的表现，采用认知疗法，使患者了解疾病产生的原因，克服个性缺点，帮助患者重新建立良好的个性是治疗此病的主要方法之一。同时，要求患者能够自动疏解不良情绪，转移不良刺激，面对现实。另外，可在心理医生的具体指导下，根据患者各自的情况灵活处理。

下篇：常见疾病的心理问题

骨骼肌肉系统疾病

骨骼肌肉系统身心疾病，可由肌肉和骨骼病变而致，也可由于心理因素所致。从此系统身心疾病发病的心理因素来看，主要是患者个性多急躁，对生活需求永不满足，遭受挫折等原因。如亲人死亡、高考落榜、失业、工作失误、失恋、婚姻关系紧张或破裂、人际关系紧张等。

骨骼肌肉系统身心疾病包括：类风湿性关节炎、肌痛、颈臂综合征、腰背部肌肉疼痛病等。其中以类风湿性关节炎对人们健康的损害最为显著。

一、"情绪"是类风湿的媒人

类风湿性关节炎是一种以关节滑膜炎为特征的慢性全身性自身免疫性疾病。发病原因有细菌感染、病毒感染、性激素水平、寒冷、潮湿、疲劳、营养不良、创伤等。遗传因素可能在发病中起一定重要作用，因而在某些家庭中发病率较高。发病率女性多于男性。但心理因素对类风湿关节炎不可忽视，从临床角度看，有医生称"情绪是类风湿的媒人"。

1.临床表现

免疫系统功能紊乱导致关节滑膜炎症。类风湿性关节炎往往会导致小关节损伤、疼痛、肿胀、僵直和变形，并使受损关节的活动范围受限和畸形。血液检查类风湿因子呈阳性。

2.情志致病

一般认为，类风湿性关节炎是一种原因未明的免疫性疾病，但据临床观察，类风湿患者情绪稳定性差，个性内向者多，生活事件多。

强烈的刺激可导致免疫功能改变，对类风湿性关节炎这类具有特殊个性特质的人来说，强烈生活事件可引起心理应激反应，进而引起免疫功能的降低，是引起类风湿性关节炎的重要因素之一。

国外有两位医生，将类风湿性关节炎患者与他们健康的亲属作比较，发现这些健康的亲属中，有的血中有类风湿因子，有的则没有。那些没有类风湿因子的亲戚，尽管情绪紧张，仍能保持健康；而具有类风湿因子的亲属，经常情绪紧张者都患了类风湿性关节炎，而平时情绪良好者则未发病。因此，这两位医生认为，类风湿性关节炎的发生是情绪与类风湿因子共同作用的结果，情志因素有一定的作用。

3.心理调养

心理调养是类风湿性关节炎患者重要的辅助治疗方法之一。类风湿患者对生活事件的情绪体验是以紧张焦虑为主，已有研究表明，焦虑的程度与肾上腺皮质激素水平存在直接关系，故医生及患者家人加强对患者的心理疏导，减少和避免患者的精神刺激、改变患者情绪的反应方式，对类风湿性关节炎患者病情的发展及转归有重要的临床意义。

二、"紧张"是你头痛的病因

紧张性头痛又称肌收缩性头痛、神经性头痛，它是慢性头痛中最常见的身心疾病。紧张性头痛起病缓慢，90%以上为两侧头痛，涉及双颞侧、枕、头顶或全头部。其性质属钝痛、胀痛、压迫麻木或束带样紧箍感。虽然患者整天头痛，且在一天内可逐渐增强和逐渐减轻，但很少有人因头痛而卧床不起，影响生活。本病多发于某些职业，如会计、教师、描图员、纺织工人、计算机操作人员等。

新的国际头痛分类中将精神性和肌收缩性头痛统称为紧张性头痛，这充分反映出心理因素在紧张性头痛中的作用。头痛是神经肌肉系统中最常见的疾病，90%的人都体验过头痛的滋味。其原因多样复杂，从病理生理上分析，除身体器官器质性病变的原因造成的头痛外，情绪紧张也确实是头痛的病因之一。

1.临床表现

头颈肌肉的持续收缩是紧张性头痛的主要特征，而头颈肌肉持续收缩与精神因素有关，它经常出现在疲劳、焦虑、紧张、失望等不良情绪产生的时候。紧张性头痛的症状表现出额颞部和枕部有肌肉紧缩性疼痛，有紧束感、压迫感或牵拉感，可伴有肩背痛、头晕、嗳气。这些都是由于较长时间的焦虑、紧张、疲劳等引起的。如果紧张情绪不消除，头颈肌肉总是处于紧张收缩状态，头痛就会反复发作、久缠难愈。

2.情志致病

（1）不良姿势　对头痛患者研究发现，其额部肌肉收缩比对照组大得多，长期情绪紊乱、精神紧张使头颅部肌肉处于收缩状态，肌肉持续性收缩使局部肌肉出现触痛和疼痛，不良姿势可使肌肉收缩压迫肌肉内小动脉，发生继发性缺血而加重头痛程度。

（2）慢性焦虑　医学专家认为紧张性头痛患者常处于慢性焦虑状态。有人报告400例紧张性头痛病例全部都有明显的焦虑。头痛专家认为，头痛常由人际关系矛盾、不如意、羞怯、罪恶感、嫉妒、钻牛角尖、内心恐惧，以及有依赖性、性欲和冲动的控制等心态所致。

（3）人格特征　此外，本病与人格特征有关。有调查显示，紧张性头痛其中多数患者有抑郁症、癔症。患者性格常有好强、固执孤僻、谨小慎微等特点，对他人的言论过度敏感，这就促使自己处于长期紧张、焦虑和恐惧之中，行动上又表现出自制性强，精神上有不安焦虑和抑郁不协调的心态。

（4）情绪紧张　情绪紧张可以使颅内动脉血管收缩和扩张功能紊乱，血管张力过高，而血管中丰富的神经末梢对疼痛的反应极为敏感，于是患者便会感到半侧头部发生跳动样疼痛，有头部胀痛感和灼热感。

头痛有时发生在工作、生活情绪特别紧张的时候，有时发生在持续的紧张结束后，突然松弛下来的时候，但实际上还是与紧张有关。

3.心理调养

（1）放松疗法　合理安排工作与学习，注意劳逸结合，有心理障碍者可进行宣泄疏导放松治疗，消除紧张行为，日常生活注意意控训练，学会做到遇事不慌，遇难不忧，精神放松。调控紧张情绪可以预防和治疗紧张性头痛。

（2）反馈疗法　采用生物反馈疗法不仅可以治疗紧张性头痛，还可以预防。据文献报告，肌电生物反馈治疗有效率可达55%。

（3）心理疏导　由于紧张性头痛与紧张、焦虑、急躁等情绪有关，所以心理治疗是有效的。可给予患者心理疏导，帮助患者正确对待各种挫折，改正个性上的弱点。心理疏导往往比药物更有效。

4.注意事项

严重焦虑抑郁者可加用安定、多虑平等药物。头痛时也可用止痛剂、肌肉松弛剂和血管扩张药物。

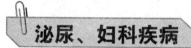

泌尿、妇科疾病

随着时代的进展，泌尿生殖系统的疾病也有了很大的变化。心理社会因素"一夜之间"成了泌尿生殖疾病致病的主要因素之一。特别是突发事件、持久的心理紧张、焦躁不安等很容易导致泌尿生殖系统的疾病发生。

据大量的临床调查发现，女性月经紊乱、功能性出血约70%～80%是因婚姻、工作及人际关系等问题引起的紧张心情所致。心理因素影响性腺激素分泌和卵巢功能，使子宫内膜不能按正常规律变化而导致不规则的子宫出血。其特点是月经周期紊乱，经期长短不一，出血量时多时少，甚至大量出血。这种影响对中年女性尤为重要。

治疗泌尿、妇科疾病，一定要弄清病因。属于心理社会因素引起的，治疗应着重心理、精神疗法，减轻患者对不良刺激的情绪反应。

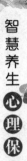
通过教育解释提高患者对病情的认识，消除思想顾虑，树立信心。同时要使患者注意处理好夫妻关系和各种人际关系，以轻松、愉快的心情去工作和学习，度过自己美好的人生。

一、我经前为什么老"找事"？

经前紧张综合征是指妇女在月经来潮前出现生理、精神以及行为上的改变。患者在月经来潮前或经期中出现反常现象，如在情绪上出现烦躁、焦虑、愁闷、抑郁、多疑、为鸡毛蒜皮的小事与人争吵等。这种无端的"找事"，尤在家中明显，很多人感到困惑。此类患者在工作和生活上出现不能很好地工作、学习和料理家务，夜间辗转反侧，难以入眠的现象；在身体上出现疲乏、头晕、头痛、乳房及胸胁胀痛、不思饮食、低热等情况，开始行经后即减轻和消失。

经前紧张综合征多发生于青壮年妇女，一般没有器质性病变，但它往往会给家庭生活带来不愉快甚至造成感情破裂，影响家庭和睦。

1.临床表现

在月经来临之前的几天内，有的人变得孤僻多疑，消极焦虑或兴奋和抑郁交替出现；有的人食欲不佳，口苦乏味，喜食酸、咸、甜等刺激性较强、味道较浓的食品；有些人在经前7~14天舌尖、颊黏膜等处出现了小溃疡，疼痛异常；有些人在经前期出现明显的眼睑、面部、手、脚的水肿；有的乳房胀痛明显，不能触碰，甚至影响睡眠，肿胀的乳房可摸到结节样肿块，一旦月经来潮肿痛即可消失。

2.心理调养

（1）提高认识　让患者充分认识经前紧张综合征发生的规律和特点，做好心理疏导，消除情绪紧张，只有心理上的松弛，才有躯体和精神症状的缓解。

（2）缓解情绪　要根据患者的个性特点，治疗做到有的放矢，在月经来潮前可以变换工作方式或参加一些其他方面的活动，如听音乐、唱歌跳舞等都有助于情绪的缓解。

3.注意事项

心理调养是经前紧张综合征重要的辅助治疗方法，但对于症状较为严重的患者应采用中医辨证施治或西医治疗，一般认为利尿药或黄体酮可以使躯体症状减轻，具体可在医生指导下使用。

二、紧张为什么"紧"出了闭经?

闭经为妇科病常见的病症之一，可由不同的原因引起。通常有原发、继发、真性、假性及病理性、生理性之分。凡年满18周岁、月经尚未来潮者，称为原发性闭经，多为先天性异常。月经周期建立后，又连续6个月以上无月经者称为继发性闭经，多由继发性疾病引起。真性闭经是指因某种原因所造成的无月经状态，如精神因素、营养不良、贫血、结核、刮宫过度、内分泌功能紊乱等。假性（或隐性）闭经是指由于先天发育不良或后天损伤引起下生殖道粘连闭锁致月经不能排出者。以上均为病理性闭经。生理性闭经是指在青春期前、妊娠期、哺乳期及绝经后的闭经。但在实际生活中，有的人由于情绪紧张，最后出现了闭经，其实闭经症与心理因素密切相关。

1.情志致病

引起闭经的原因有许多种，例如各种严重疾病、营养不良、内分泌障碍、妇科疾病等，但可以无器质性病因。已经证实，焦虑、紧张和心理创伤可以引起闭经。由情志引起的闭经主要在以下几种情况之后：

（1）情绪紧张　患者在工作或其他生活方面有紧张情绪，如在参加招工、升学或晋升等重要考试之前往往会因情绪紧张引起月经紊乱。

国外学者调查研究发现，接受研究的女性在临考试之前大约有一半人的月经不正常，大多数人的月经周期延长，少数人月经周期缩短，甚至有人出现停经，而在考试当天情绪处于最紧张的状态，超过1／3的人来了月经，可见情绪对月经周期的影响非常明显。

（2）情绪波动　据临床研究观察，相当多的妇女由于生活环境的改变会引起剧烈的情绪波动，而情绪波动对月经有重要的影响，可能延长或缩短两次月经的间隔，甚至月经会暂停。例如北方人刚到南方，或农村妇女刚到城市就可能几个月不来月经，而过一段时间后由于生活的稳定和情绪的好转，月经又会如期而至。

（3）心情抑郁或沮丧　有的妇女在发生重要的生活事件或某种原因引起心情抑郁或沮丧时也会影响其月经。如女性失恋、失业、下岗、婚后感情不和、夫妻离异、丈夫或孩子发生意外死亡等，常常会使月经量减少，甚者出现闭经。

临床上有许多这样的例子：有的妇女在心情沮丧或者忧郁的时候排出的月经量减少，甚至停经。有人对260名将要下岗的女工进行调查，发现月经不正常占50%，相当多的人出现了闭经。

2.心理调养

很多功能性闭经是可以预防的，大多数继发性闭经也是可以治愈的。避免过度劳累和精神紧张，保持充足的睡眠，不断提高健康水平，必要时经过适当的治疗，加强心理疏导，给患者讲明疾病发生的原因，待患者情绪稳定好转后，大多患者月经会自如，潮涨潮落如约而至。

闭经患者要加强身体锻炼，或听音乐、或向朋友坦白心事，全力转移不良情绪的刺激。疏导可选择多种方法，最好根据患者自身的人格特点而定。

3.注意事项

可配合中医辨证施治，一般来说有较好的治疗效果。心理调养为闭经患者重要的辅助治疗方法，但对于此类患者在治疗前应搞清病因，做到对症治疗，要求患者全面配合，如均衡膳食营养，注意劳逸结合等。

三、到底是"谁"让你痛经的?

痛经是指女性行经期间或经期前后发生下腹疼痛或伴有其他不适以致影响日常工作与生活的疾病。临床可分为原发性与继发性痛经两种,可由妇科和内科疾病引起,尤以未婚未孕妇女多见。其中原发性痛经是指月经初潮就有,多为功能性疼痛。心理因素常贯穿于始终。可以说心理因素是痛经症的主要病因之一。而继发性痛经多为器质性病变所引起。

1.情志致病

(1)不良情绪　痛经的心理因素是明显的。据资料反映,经前情绪紧张、厌恶等情绪可使子宫峡部张力增强,子宫肌须加强收缩才能排出经血引起痛经。在临床中也可发现,情绪紧张会引起痛经,情绪紧张而不稳的妇女比情绪稳定的妇女痛经多。此类患者在月经前往往容易焦虑和烦躁,在月经期间易出现恐惧和激动并可转变为抑郁。

(2)特殊性格　临床心理研究认为,心理发育不成熟,有神经质性格,为保持体型苗条而节衣缩食导致消瘦体虚的当今女性,性情急躁、倔强、冲动、对自身过于敏感、暗示性强、自控力差、易感受应激者易发生痛经。

2.心理调养

(1)提高认识　心因性痛经的治疗应从改变患者对月经的错误认识入手,这样才能消除紧张、焦虑及恐惧状态,减少机体的过度反应,促进良性循环。对于具有不良性格特征的人,应让她认识自己性格的缺陷,树立信心,使个性全面和谐发展,增强自己适应社会、战胜疾病的能力。

(2)精神放松　对痛经紧张焦虑症状严重的可运用心理放松疗法,通过听音乐、看电视和做一些有兴趣的娱乐活动,从而分散对痛经的注意力,缓解其紧张情绪,减轻症状。

3.注意事项

心理调养是痛经患者的重要辅助治疗方法,对于病情严重者要配

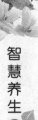
合中医辨证施治。另外，还要指导患者在经期避免寒冷潮湿，不吃生冷瓜果和饮食，避免过度疲劳。

四、"功血"，情绪是祸因

功能失调性子宫出血是由内分泌失调所引起的子宫异常出血，简称功血，是一种躯体因素较强的妇科身心疾病。表现为月经失去正常周期，出血量过多，经期延长，检查内外生殖器均无显著器质性病变、无妊娠并发症和其他出血性疾病。其中无排卵型功血，多见于青春期和更年期妇女，其发病率约占功血的70%；有排卵型功血常见于生育年龄妇女，其发病率约占功血的30%。本病的发生与心理因素密切相关，所以有人说，"功血"，情绪是祸因。

功能性子宫出血属中医崩漏，即是阴道不规则流血。来势急骤，忽然暴下，称之经崩；来势缓者，淋漓不断，谓之曰漏。二者常交替出现，互相转化。

1.临床表现

不规则子宫出血多发生于青春期及更年期妇女。表现为流血时间、血量和间隔都不规律，有时流血可持续月余，一般不发生腹痛；月经过多，一次经期总量可达500～600ml，多伴有较大血块；有的经期延长，约10～20天，血色陈旧；有的患者月经过频，多见于有排卵型功血中黄体发育不健全者；有的月经周期缩短，少于21天，往往伴有不孕或早期流产；有的患者伴有贫血，可见于流血量多或时间较长者。

2.情志致病

本病可因气候寒热骤变，生活贫困，躯体疾病，长期营养不良，正常生理代谢紊乱，并通过大脑皮层的神经介质干扰下丘脑，致使卵巢功能失调，性激素分泌失常，最终导致功血。

国外报道，70%的功血患者有情绪障碍和性生活不和谐。其原因是因突然生活事件如亲人亡故、重大的精神创伤、生活环境和方式的改变等使许多妇女适应不良，情绪反应剧烈，从而通过植物神经使盆腔淤血致月经量过多，出现功血。

多次发生功血者每次行经时间延长、经量过多都会造成患者的紧张恐惧，从而加重病情，造成恶性循环。研究发现，性格内向执拗、感情脆弱、易偏听偏信、不听劝阻者易患此病。

3.心理调养

（1）做好情绪疏导　疏导不良情绪是治疗的重要环节，疏导方法要因人而异。对于功血患者，在全面了解病情的基础上找准患者的发病原因，如果是由心理因素引起的功血，如情绪紧张、意外精神创伤等，患者要与医生紧密配合，做到情绪放松。

（2）采用相应心理疗法　常用的心理调养有认知疗法和松弛疗法。应指导患者科学地认识功血，激励患者调整情绪，增强其抗病信心。对性生活有问题的患者应给予指导，并纠正其不正确的性生活方式，使其重建和谐美满的家庭环境。也可以通过自我松弛或放松训练，使患者心情舒畅以利康复。

4.注意事项

心理调节是功血患者重要的辅助治疗方法，对更年期功血患者可用激素治疗。功血的治疗应将内分泌干预、全身支持疗法与情绪调控有机结合。查明出血性质后给以抗炎、调经、恢复卵巢功能等药物，对出血严重的患者可采用刮宫术。

五、越讨厌越难过的更年期

更年期综合征是部分妇女在绝经前后出现的一系列激素减少、自主神经功能失调的症候群。以月经紊乱、潮热汗出、情绪不稳定为特征，属中医学"经断前后诸症"范畴。

更年期是女性卵巢功能从旺盛状态逐渐衰退到完全消失的一个过渡时期，包括绝经和绝经前后的一段时间。在更年期，妇女可出现一系列的生理和心理方面的变化。多数妇女能够平稳地度过更年期，但也有少数妇女由于更年期生理与心理变化较大，被一系列症状所困扰，影响身心健康。因此每个到了更年期的妇女都要注意加强自我保健，保证顺利地度过人生转折的这一时期，否则，你越讨厌更年期，则更年期越难过。

1.临床表现

更年期的妇女临床常见月经紊乱，头晕耳鸣，失眠多梦，心烦易怒，烘热汗出，五心烦热，腰膝酸软，或皮肤感觉异常，口干便结，有的患者可有面色晦黯，精神萎靡，形寒肢冷，大便溏薄，或面浮肢肿，尿意频数，甚或小便失禁。

2.情志致病

更年期与人生当中的其他时期相比，情绪上相对不够稳定，这是一般的规律。从生理活动的角度来分析，任何心理活动都会影响人的生理状态，不仅对心脏循环系统产生影响，而且对其他生理系统也产生影响，也就是说心理上的任何变化均能引起自主神经系统支配功能上的相应的变化。自主神经系统的主要功能是支配机体的消化、呼吸、循环、生殖等器官的活动，调节内脏、平滑肌和腺体的活动。比如，情绪激动，心跳加快，呼吸急促，汗腺活动加强；情绪愉快，胃液增加，肠蠕动加快；情绪抑郁，心跳减慢，胃肠功能紊乱。

（1）精神紧张　精神因素是更年期综合征发病的重要因素。在上述特殊的生理基础上神经系统功能和精神活动都比较脆弱和不稳定，对外界各种不良影响的感受、适应能力降低。一些精神因素在一般情况下不起致病作用，而此时则可能起激发的作用。生活危机、事业的失败、安全威胁、家庭的分裂等都是造成精神紧张而发病的重要原因。

（2）性格因素　更年期综合征的患者，病前多有沉默寡言，敏感拘谨，顾虑重重，易焦虑紧张等性格特点。相当多的患者性格特点为老实胆小、不开朗、爱生闷气、心胸狭窄、多疑敏感、犹豫不决等。更年期患者这一阶段机体的功能衰退，此时如受到外在心理社会因素的刺激，便可能促使更年期综合征的发生。

3.心理调养

（1）提高认识，树立信心　有人说更年期是多事之秋，秋风秋雨愁煞人；也有人说更年期只要心理健康，就意味着黄金般的第二人生。人从中年期转入更年期会引起心理的波动，称为"更年期的心理反应"。更年期的症状大都是主观感受，自我描述，时隐时现，时轻时重。妇女更年期症状也与心理状态、健康状况、性格特征、社会地位及忍受力等因素有关。

不同职业的妇女更年期的心理反应不尽相同。大多数妇女更年期的症状可以自然缓解，只要注意心理调适，可以安然度过。

（2）及时疏导，稳定情绪　家人及医者对更年期的生理与心理异常反应，要及时疏导，促使患者尽快就医求得答案，并在医生指导下进行调整。否则，郁郁不乐、疑心重重，可能会削弱机体的抵抗力，影响身心健康。中医关于"喜伤心，怒伤肝，恐伤肾，忧伤肺，思伤脾"的理论，说的就是心理和机体生理状态的关系，所以要保持身体健康，就要保持心理平衡，情绪稳定，切忌大喜、大悲、暴怒、惊恐，以保持生理功能的正常活动。因此，保持情绪健康对处于更年期的人们来讲颇为重要。

（3）保持乐观，积极工作　要保持乐观、愉快的情绪，积极投入到生活和工作中去。良好的情绪可以提高和协调大脑皮层和神经系统的兴奋性，充分发挥身体潜能，使人精神饱满、精力充沛、食欲增强、睡眠安稳、生活充满活力。这对提高抗病能力、促进健康、适应更年期的变化大有裨益。

（4）自然规律，处之泰然　更年期是人生的必然一站，宛如列车的一次转弯，发生点颠簸、不够平衡是不足为怪的，没有必要害怕其出现的种种变化。只要在心理上做好充分的准备，就能顺利地度过更年期，迎接人生的第二春天。花开花谢自有期，新陈代谢是不以人的意志为转移的客观规律，更年期的心理波动和身体症状都是暂时性的功能紊乱。

五官科疾病

一、眼睛与"心"是亲家

医学研究认为，眼科身心疾病主要有原发性青光眼、中心性视网膜脉络膜炎、边缘性角膜溃疡、眼睑痉挛、眼部异物感、身心性泪溢、眼疲劳、高眼压症、飞蚊症、高血压性视网膜病变、癔病性视力障碍、精神性大小变视症和交感性眼炎等。眼睛与心理可以说是"亲家"，心理因素是中老年眼科发病的主要原因之一。

二、青光眼

青光眼是最为常见的眼病，是致盲的主要原因之一。其中的原发性青光眼目前已被确认为是一种身心疾病，也有称之为身心性青光眼，它又分为闭角型、开角型两类，低眼压性青光眼也属于它的范畴。

该病在原发性青光眼中所占的比例有逐渐增高的趋势。本病的发病原因十分复杂，从人体解剖学角度看它属于一种遗传性眼病，患者出生后眼部就存在着患病的解剖学基础；从发病的个性心理因素看患者个性偏于内向，对外界社会环境适应能力差，并且偏忧虑、抑郁，情感稳定性差。

1.临床表现

急性者骤然发作，症状较剧。发作前常在注视灯火时出现红绿色彩环，称虹视，并有视物昏蒙如隔雾状、头微胀痛等先兆症状。发作时患侧头痛剧烈，眼珠胀痛如脱，痛连眼眶、颞、鼻等。视力急剧下降，视野变窄，甚至不辨人物，仅剩光感；严重者多见恶寒发热、恶心、呕吐、便秘等症状。一般急性发作失治者易导致失明；亦有经治疗后，症状缓解，但每因情绪波动或过度劳累等诱发，反复发作而转入慢性期。

2.情志致病

（1）心理因素与过度劳累　虽说影响青光眼的因素众多，但情绪因素是诱发本病的主要因素之一。剧烈的情绪波动可诱发青光眼，在此方面有许多文献记载，认为焦虑情绪、各种人际关系和社会性生活事件可诱发青光眼的发生，如家庭不和、失恋、离异等皆与青光眼发病关系密切。现代医学确信青光眼的发病与各种社会生活事件引起的情绪波动有关。

重大情绪因素、精神创伤和过度劳累使大脑皮层功能紊乱、兴奋和抑制功能协调障碍，造成自主神经功能失调，不能很好地控制眼压，可导致青光眼。

（2）个性特征　患者个性特征、情绪波动与青光眼的发生有明显的关系，有的学者甚至提出情感性青光眼的名称，或心因性青光眼的名称，认为情感性青光眼可达73%。

3.心理调养

临床证明，一些患者常因偶发生活事件引起情绪剧烈波动而使眼压升高，症状发作。一旦情绪稳定下来，有时即使未用降眼压药物，眼压也能自然回落。故在本病治疗中，心理疗法有特殊意义，尤其是情绪调节对发病和预防都有良好的作用。青光眼的心理调养虽不能取代手术及药物治疗，但通过对青光眼患者的心理支持、疏导和宣泄，对于稳定情绪，缓解症状确有重要作用。心理调养的方法很多，医生应根据患者的具体情况适当选用。

青光眼患者如果出现眼压升高，首先要检查患者的情绪，做好心理疏导，情绪稳定对治疗有十分重要的影响，疏导方法因人而异。患者也应尽快使自己的情绪稳定，转移不良情绪的刺激，转移的方法多种多样。

4.注意事项

青光眼患者在急性期应尽快去医院治疗，手术及中医中药对其都有很好的疗效，早期控制病情发展是青光眼患者最为重要的一项工作。

三、浅层边缘性角膜溃疡

本病属于单纯性角膜溃疡的性质，多见于中年人，常为单眼发病。现代研究发现，此病与心理因素紧密相关。

1.情志致病

临床观察，情绪刺激是浅层边缘性角膜溃疡发病的主要原因之一。此类许多患者，经进一步问诊可发现有各种各样的心理社会因素参与，如亲人亡故、夫妻离散、婆媳或邻里不睦、工作不满意、住房困难等，在性格内向者身上表现更为明显。

不少患者作细菌培养可以是阴性，在应用抗菌抗病毒药物之后也不能收到明显的疗效，但情绪好转后，或者由于患者环境的改变往往可收到意想不到的治疗效果，说明情志因素是此病的致病因素之一。

2.心理调养

心理调养是本病的主要辅助治疗方法之一，及时做好患者的情绪疏导，讲明本病发生的原因对治疗有十分重要的意义。患者情绪的缓解与心理的松弛对此病有较为明显的治疗作用，患者要进一步使自己的情绪放松，避免紧张情绪的出现，转移自己的注意力，转移的方法因人而异，也可在医生的指导下进行。

四、眼疲劳

眼疲劳也称视力疲劳，是临床上常见的一种症状。患者在用眼工作或学习时，较常人易感眼睛疲劳，并伴视物模糊、眼部不适、头痛头晕、阅读不能持久等眼部和全身症状。

1.情志致病

其病因十分复杂，主要是由身体状况、工作条件和精神因素相互作用而产生。在某些情况下心理社会因素起重要作用。如果患者除眼疲劳外，还伴有失眠多梦、疲劳和思想不集中、性格内向、心情压抑、有明显社会环境刺激因素存在等，则一般认为这是心因性眼疾。

2.心理调养

家人及医者要及时做好患者的情绪疏导，讲明本症发生的原因，对治疗有十分重要的意义。

心理调养是眼疲劳症的主要辅助治疗方法，患者情绪的缓解与心理的松弛对此症有较为明显的治疗作用。患者要进一步使自己的情绪放松，避免紧张情绪的出现，转移自己的注意力，转移的方法根据自己的爱好而定。

3.注意事项

眼疲劳患者应以综合治疗为主，如采用中医的辨证治疗，服用一些补益的药物，在医生的指导下服用一些有助于改善眼疲劳症状的维生素。饮食调养也是重要的治疗方法之一。此类患者只有综合处理，方可收到良好的疗效。

五、眼部异物感

眼部异物感是眼科患者的常见症状，在诊断时应先排除眼部器质性疾病。有些患者在眼部炎症消退后仍有明显的异物感存在，这也许与心理因素有关。另有一些无原因的眼部异物感，如有心理社会因素存在则为心因性眼部异物感。

心理调养

在排除器质性病变的基础上，给患者说明疾病发生的原因，解除患者的疑惑，根据患者的发病原因疏导患者的情绪。

这种患者常常长期应用滴眼药，让其适当停用滴眼药，在心理调养的基础上往往可获得意想不到的效果。

六、飞蚊症

飞蚊症指不少中老年或近视眼患者感觉眼前有飘动的黑影，尤其是看白色或明亮的背景时症状更明显。临床将一部分无任何玻璃体病变的飞蚊症，称为生理性飞蚊症。这是眼科临床上常碰到的一种主观症状，绝大部分属生理性的，但对于缺乏医学知识的患者来说常会由此产生许多顾虑。特别是个性内向，平时情绪压抑，常有焦虑忧郁、疑病心理严重者，该症的出现会给他们带来许多烦恼。

心理调养

飞蚊症的治疗首先要排除器质性病变。对生理性飞蚊症患者说理开导、详细解释是一种不可缺少的治疗方式。在提高患者对飞蚊症的正确认识之后，要求患者尽可能的不去注意它，转移注意力，这种飞蚊症就会慢慢消失。

七、口腔、咽喉与"心"有关联

口腔科与心理因素关系较为密切。心理紧张、精神障碍可促使口腔科疾病的发生，病情的严重程度与个体体验焦虑的程度有关。在临床实践中也可以看到，颞下颌关节紊乱综合征与中老年情绪关系紧密。可以说口腔疾病与"心"紧相连，心理因素不可忽视。

心因性发音障碍、咽喉异感症是喉科常见病，除由于过度发音或发音方法不当外，许多患者在病前常有意外精神刺激、情绪波动，通常认为情绪障碍通过大脑皮层与皮层下中枢使自主神经系统发生功能障碍，迷走神经发放的冲动增强，喉黏膜末端血管痉挛，血流障碍，出现局部充血、肿胀、渗出、出血等病变引起该病发生。

八、咽喉异感症

该症又称癔球症、咽部神经官能症等，是泛指除疼痛以外的多种咽部异常感觉或幻觉，如球塞感、瘙痒感、紧迫感、黏着感、烧灼感、无下咽困难的吞咽梗阻感、蚁行感等，咽喉异感症也是一种常见的症状。

1.临床表现

患者体验到咽喉部有不适的异常感受，如阻塞感、黏着感、蚁走感、紧迫感等。异常感觉时轻时重，部位不定，使患者情绪紧张、心神不宁、疑虑重重、自尊心下降、性格改变、心情压抑、谨小慎微、妒忌他人、对外界存有戒心，有的出现其他心身改变如焦虑紧张、悲观抑郁、躯体不适，甚至可诱发反应性精神障碍或症状性精神病。

鼻、咽、喉部器质性病变，如癌症、颈动脉炎、舌骨大角综合征、缺铁性综合征可以引起咽喉异感症。功能性疾病如神经衰弱、自主神经功能紊乱、更年期综合征等，也可以出现咽喉异感症。这些功能性疾病的患者常常是胆小多虑，有疑病倾向，过度自我注意和自我暗示。

2.情志致病

多见于中年女性。鉴于该症表现的部位，患者常先就诊于耳鼻喉科，而实际上这是一种多科性、病因复杂的身心疾病。最近发现的致病因素有：呼吸道慢性炎症、消化道疾病、心理因素、自主神经和内分泌紊乱等，但有人将精神抑郁列为首位。据报道，该病在耳鼻喉科门诊人数的比例有逐年上升的趋势。

3.心理调养

向患者说明本病发生的原因，疏解患者的情绪，精神放松是此症的治疗关键，只有精神放松，心理上的问题得到解决，情志得以舒畅，治疗才会取得明显的疗效。

咽喉异感症，以暗示为主的综合治疗效果好，其治愈和好转率可达80%以上。如果经过检查排除了器质性病变，采用心理—药物综合疗法一般愈后较好。

九、颞下颌关节紊乱综合征

颞下颌关节紊乱综合征是口腔颌面部常见疾病之一，该病病程较长，且常反复发作，影响工作和生活（主要指进食），给患者的身心带来很大痛苦。

1.临床表现

颞下颌关节紊乱综合征主要的临床表现有局部酸胀或疼痛、弹响和运动障碍。疼痛部位可在关节区或关节周围，并可伴有轻重不等的压痛。关节胀或疼痛尤以咀嚼及张口时明显。弹响在张口活动时出现，响声可发生在下颌运动的不同阶段，可为清脆的单响声或碎裂的连响声。常见的运动阻碍为张口受限，但也可出现张口过大或张口时下颌偏斜。此外，还可伴有颞部疼痛、头晕、耳鸣等症状。

2.情志致病

此病病因复杂，争议也较大，目前大多数人认为此类疾病是由心理因素、颌因素和体质健康因素等综合引起的。异常的心理活动及颌干扰均可造成咀嚼肌群的痉挛和疼痛，而身体健康状况的下降则会提高局部对不良刺激的敏感性，最终导致发病。

研究发现，此病患者中多数人有心理异常，但这种异常并没有共同的特征。此类患者性格刻板、超常态，且好竞争，情绪易紧张。临床还发现，许多患者有情绪紧张、神经质、焦虑易怒等心理表现，并有腱反射亢进及肌肉跳动等全身症状。

3.心理调养

治疗上应同时采取多种手段，针对心理因素采用精神支持加生物反馈治疗。首先给患者以友爱，尽快帮助他们找出情绪不佳的社会诱因，然后运用生物反馈训练自我控制，从而缓解局部痉挛、张口受限和关节弹响等症状。

十、心因性发音障碍

心因性发音障碍又称非器质性发音障碍。其表现为程度不同的嗓音嘶哑，喉头检查阴性，咳嗽、笑或清嗓子时声音接近正常。心因性发音障碍主要分两大类：有合并症的心因性发音障碍和无合并症的心因性发音障碍。

1.情志致病

（1）有合并症的心因性发音障碍　患者表现为完全失音，令其发音时只能作轻声的耳语，喉部病史及喉头检查均属阴性，追踪病史可找到严重的心理合并症，即在发病前有躯体或心理上的长期痛楚或者有其他明显的心理因素为诱因。

（2）无合并症的心因性发音障碍　患者失音完全是由于某种轻度的情绪创伤，或个人危机，或上呼吸道感染所致。上呼吸道感染所致的失音，虽是器质性损害暂时影响患者发音，但在器质性损害恢复后失音依然存在。患者在清嗓子、咳嗽、笑时声音通常可正常，喉头检查也正常。仔细询问病史，患者并无严重的精神障碍，只是发音障碍成了一种习惯，是患者的一种习惯性心理。

2.心理调养

（1）有合并症的心因性发音障碍　治疗时除训练发音外，应结合精神上的照顾和开导，并尽快提供一些改善发音的办法以协助心理调养。据报道，适当选用暗示或诱导治疗常可收到立竿见影之效。

（2）无合并症的心因性发音障碍　治疗上以心理调养为主。暗示疗法对此症具有明显的治疗效果，如果使用得当可收到立竿见影的效果，但暗示的方法要因人而异。

十一、口腔扁平苔藓

口腔扁平苔藓是一种皮肤口腔黏膜的慢性疾病，进程较慢，甚至可持续10～15年，不易治愈。病因不清，可能与神经精神因素有关，另外与病毒感染或自身免疫有关。

1.情志致病

临床发现，本病患者的主诉往往不是口腔病变部位的明显不适，而是自身难以控制的焦虑或紧张情绪。临床还发现，大部分的本病患者在就诊前一年内有重大生活事件，如丧偶、失业等。

目前，国内外大多数学者认为，本病主要是由生物、心理、社会等多种因素共同引起，例如在极度焦虑、恐惧时，患者免疫系统表现活跃，即免疫T细胞处于较为活跃的状态，结合其他因素则可造成口腔黏膜的苔藓样病变。

2.心理调养

治疗时可通过交谈帮助患者解除心理压力，疏导患者的情绪，患者也可选用其他的心理疏导法，譬如运动、与人交谈、坦白心事等，必要时可配以抗焦虑药物和其他药物。有人报道了一例药物治疗无显著疗效的妇女，在同时给予心理调养并设法摆脱窘境后，仅3周时间患者长达半年之久的病情就有了奇迹般好转。

十二、耳病也与"心"相连

中医学认为耳为肾之窍，肾之精气上通于耳，心肾相交则耳聪目明，心劳血耗，则能致耳病。惊恐伤肾，则耳无所闻，耳鸣脑转。耳窍得之脾脏升清降浊，如果脾运有健，脾不旺则令耳窍不通，从中医学对耳的论述就可看出，心理因素是耳病的重要因素之一，所以说耳病也与"心"相连。中老年人随着年龄的增长，必然肾衰血耗，要保持耳聪目明，注重心理调养是防治的方法之一。

十三、心因性耳聋

该症表现为突然听力丧失，常伴有明显的情绪应激，多发生于环境突然改变、青春期和更年期。真正的耳聋较严重者，常是两耳全聋，且耳聋不受患者的意识控制，在熟睡时也持续存在，但在催眠条件下却能听见。耳部未发现器质性损害，用近年来发展的客观测听技术即声阻抗和电反应测听则在正常范围，此结果有助于与爆震性聋、噪声性聋相鉴别。

1.情志致病

任何年龄的人因情绪波动均可发生突聋，但中老年人由于器官功能衰退，特别是动脉硬化等原因，动怒发火时就更容易引发突聋。

其病因主要是长期焦虑、抑郁或受到重大精神刺激，引起患者听觉系统受抑制，患者表现为不注意聆听、听而不闻。从心理学角度看，耳聋发生时患者的年龄越大，心理挫折也愈大，情绪反应也愈强烈。因此，后天获得性失听患者的心理问题较先天性患者严重而复杂。

情绪过于激动、急躁、暴怒是引发与加重内耳供血障碍造成突聋的主要原因之一。当人的情绪在发生剧烈波动时，体内的交感、副交感神经会发生功能紊乱。同时，人体处于应激状态，肾上腺素大量分泌，导致全身微小血管痉挛收缩，内耳小血管亦出现痉挛性收缩，从而使局部血液供应减少，导致内耳听神经缺血缺氧，从而损伤内耳的重要结构——毛细胞。当毛细胞受到损害，听力就会减退，严重时听力会全部丧失。

2.心理调养

心因性耳聋的预防，除应避免过度劳累、防止受凉感冒之外，在日常生活中还要注意戒怒，保持良好而稳定的情绪，切忌动不动就勃然大怒，尤其是在治疗期间，更不宜出现情绪的波动。治疗上应先针对致病因素进行病因治疗，然后根据情况可采用暗示疗法、催眠疗法、物理疗法，如针灸、电刺激等，皆具有较好的疗效。

十四、美尼尔氏综合征

中年人常见的美尼尔氏综合征（发作性眩晕病），是常见的一种内耳性眩晕，其真正病因尚未明了，目前比较被接受的是血液流变学说。

1.情志致病

医学家发现，不少美尼尔氏综合征是在不良心理刺激下发病并加重和复发的，往往眩晕发作与情绪交织在一起，形成恶性循环。许多学者认为，情绪为本病的诱因，如激动、过劳、紧张、焦虑、争吵等，都可能影响自主神经系统的稳定性而通过血液流变学的改变诱发本病。

临床报道：有一干部被组织部门派去下乡扶贫，但正值儿子办婚事，家中老母又突然发病，为此心理矛盾而心绪烦恼，失眠多梦，早

下篇：常见疾病的心理问题

129

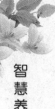

晨起床突然出现发作性眩晕、波动性耳聋、耳鸣及耳闷肿感，自我平衡失调，不敢睁眼。可见情志确实与美尼尔氏综合征关系紧密。

2.心理调养

消除不良刺激后症状可缓解或发作次数明显减少，心理和药物的综合疗法可使该病缓解。

本病症状虽可自行缓解，但有复发趋势。保持生活规律、劳逸均衡、克服预期性焦虑、解除疑惧等对预防本病的复发有一定效果。

皮肤科疾病

我的情绪为什么表现在皮肤上？这个问题令许多中老年人困惑，实际上皮肤系统的身心疾病是内心矛盾通过心理因素特别是情绪的变化，以皮肤疾病的形式表现出来的。皮肤的生理功能受自主神经的控制，而心情不良反应可通过自主神经来影响皮肤功能。不安或愤怒可使皮肤血管扩张，体温升高，瘙痒阈值下降，诱发神经性皮肤病。

心理社会因素与皮肤疾病的关系体现在两个方面：一方面有不少皮肤疾病如荨麻疹、神经性皮炎、斑秃、牛皮癣、湿疹等，其病因、发病过程和疾病的演变与心理社会因素密切相关；另一方面，皮肤疾病又因瘙痒等症状常常困扰着患者，引起焦虑、烦躁不安等情绪症状，某些皮肤疾病也可因为影响了外貌而造成患者心理上很大的压力。所以说了解皮肤与心理的关系很有必要。

一、看到别人痒，我的皮肤同样痒

看到别人皮肤痒，我的皮肤同样痒，将这种没有躯体性或物质性原因而由心理刺激引起的瘙痒称为"心因性瘙痒"。皮肤瘙痒症患者开始时患部仅有瘙痒而没有皮疹，但患者因痒而搔抓，结果是越抓越痒，越痒越抓，不能自制，久而久之在大脑皮层中形成了一个对痒异常敏感的兴奋灶，外界的任何轻微刺激如摩擦、温度的突然变化，或情绪上的各种变化如烦躁、紧张、焦虑、疲劳、激动、伤感等都可以引起皮肤痒觉，引起搔抓，越抓越烦，烦躁情绪又促进皮肤的瘙痒，搔抓又促进大脑皮质兴奋。这种瘙痒—搔抓—大脑皮质兴奋—瘙痒的恶性循环，只能使皮损反复加重，使皮肤变得粗又厚，形成局部性斑块。

1.情志致病

一般认为，皮肤瘙痒的发生可能与体内的某些化学物质的浓度有关，如体内组织胺、蛋白酶等递质的异常释放都可引起皮肤的变化，产生皮肤的瘙痒和各种症状。但除生物学因素和理化因素外，心理社会因素也是导致皮肤瘙痒的一个重要的原因。

不是所有的皮肤疾病都与心理因素有关，但每一种皮肤疾病与心理因素都有着或多或少、直接或间接的联系，有的可能是直接的诱因，有的则可能影响疾病的变化。

在生活中，情绪与皮肤瘙痒症的关系也是显而易见的，心理因素就是常见病因之一。在日常生活中，许多人看见别人瘙痒，自己也会觉得浑身发痒。有的人得了皮肤病虽然已经治愈，但由于习惯也会常常瘙痒。

人类情绪的各种变化可引起皮肤的瘙痒，但与皮肤瘙痒最相关的情绪活动还是焦虑和被压抑的愤怒。这些情绪不仅会使已有的瘙痒感加剧，而且还可以在一个没有皮肤疾病或皮肤瘙痒的人身上引起瘙痒。

心理学者认为，心因性瘙痒者的共同特点是对"爱"有过分的要求，当这种要求不能获得满足时，就容易产生愤怒或焦虑的情绪。如果这些情绪受到压抑不能公开地表露出来，就会转向自身，从而导致皮肤的瘙痒。

心理应激、精神紧张和焦虑等心理活动的变化，可大大降低个体痒感阈限和对痒的耐受阈限，使对痒的刺激变得较为敏感。

2.心理调养

（1）消除不良情绪　皮肤瘙痒症与焦虑、压抑有关，这就要求患者注意不良情绪的消除，心中有烦恼、不快或焦虑状态时，要积极调节情绪，可通过参加各种活动改善患者的情绪，也可通过疏泄疗法譬如向人倾诉、运动、改变工作环境、发泄愤怒等方式调整情绪。

（2）寻求外在环境支持　因瘙痒者的共同特点是对"爱"有过分的要求，所以就要求患者的家人及亲友要注意对患者的关心，使其感觉有人在关心着自己，从心理上给其一个较为宽松的心理环境，满足患者对"爱"的需求。

二、牛皮癣为什么能长驻在皮肤上？

银屑病俗称"牛皮癣"，特征性损害为红色丘疹或斑疹，上面覆盖有多层银白色鳞屑，是一种具有顽固性和复发性的较为常见的皮肤病。俗语有："医不治癣，治癣白丢脸。"是说牛皮癣的难治，但牛皮癣为什么能长驻在皮肤上呢？其实引起牛皮癣的病因很多，而心理因素是其主要因素之一。

1.情志致病

中医对牛皮癣患者与情绪的关系，早就有深刻的认识，认为七情抑制，郁久化火，火热之毒，扰于营血，外郁于肌表。毛窍闭塞不通、气滞血瘀是本病发生的主要原因之一。

（1）情绪紧张　本病的发病或恶化涉及许多因素，一些人认为可能是一种情绪与身体素质协同作用的疾病，有的人认为甚至就是一种心身疾病。据有关资料报道，大多数患者发病前或复发前存在中等强度以上的负性生活事件，如情绪紧张或精神创伤。

（2）人格特点　牛皮癣患者平时在情绪方面就有易于紧张、焦虑的倾向，这一倾向可能与患者具有神经质的特点有关。在易于紧张焦虑的基础上，发病或复发就与情绪紧密相关。

2.心理调养

心理调养主要是要求患者放松精神，尽快从不快乐的情绪中解脱出来，随着问题的解决、精神负担的消除，病情多随之减轻甚或不治而愈。要求患者在平素应采取积极乐观的态度，保持心态平衡，尽可能减少精神刺激以避免发病。

在牛皮癣的发生发展过程中，心理和社会因素起着重要作用，情志致病作用非常明显，所以在药物调理的同时心理调养必不可少。

三、不寻常的荨麻疹

荨麻疹既是皮肤病的常见症状，同时也是一种皮肤病。临床以大小不等的局限性风疹块损害，突发速退，剧烈瘙痒，愈后不留任何痕迹，有的伴有发热、腹痛等全身症状为特点。中医称之为"隐疹"、"风疹"等。

荨麻疹虽属过敏性疾病，但与心理因素的关系较密切，特别是慢性反复发作时尤为明显。总的来说，精神紧张、焦虑不安、情绪激动等心理因素是诱发荨麻疹的原因之一。所以说荨麻疹不寻常，心理因素常"帮忙"。

1.情志致病

许多临床观察和实验的研究证实，情绪因素在其发病中有重要的作用。有人曾在催眠试验中，用语言暗示能使受试者皮肤出现荨麻疹。有的学者用小棒接触患者皮肤，患者即可产生小的荨麻疹，当消退后与受试者谈论紧张的冲突事件时又可重新再现，说明荨麻疹与患者心理因素紧密相关。

《中医心理治疗》中有一案例：以前有位对玫瑰花花粉过敏的女士，每当遇到玫瑰花时都异常小心。有一次在参观美术展览时，当她看到一幅玫瑰花盛开的画时，竟然顿感浑身奇痒难忍，皮肤出现一块块风疹块。

情绪影响荨麻疹的发生，主要是由于不良情绪可以通过副交感神

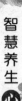
经的作用，产生乙酰胆碱等神经介质。这些神经介质会使血管舒张功能失调，使皮下毛细血管扩张，血管壁渗透性增强，血清蛋白水分渗出，大量进入皮内组织引起局部水肿而形成荨麻疹。

2.心理调养

荨麻疹病因常常与心理因素有关，且对患者的精神生活影响较大，所以在治疗上心理调养则尤为重要。

（1）认知疗法　患者常在病后产生心理波动、焦虑、烦躁、不满。局部严重的搔痒会使病情加剧并妨害治疗，所以要采用认知疗法，让患者了解疾病发生的原因以及与心理的关系，主动配合医生治疗。

（2）暗示及其他疗法　由于此类患者在性格特征上具有情绪易紧张、神经质、易吃苦耐劳等倾向，所以要求患者注意自己的个性特征，多参加适当的娱乐活动来疏解自己的情绪。治疗上推荐采用暗示疗法加内服药物相结合的心身综合治疗方法。

四、"鬼"为什么要给你剃头发?

本病为突然出现在头部的一个或多个圆形斑状脱发，也有在不知不觉中逐渐发生，有时在一夜之间头发突然脱得精光，所以民间俗称"鬼剃头"。但"鬼"为什么要给您剃头呢? 其实"鬼"剃头与心理致病因素紧密相关。该症病程急慢、长短不一，有的可在生发后又脱落，反复多次出现。

1.情志致病

一般认为，本病与心理因素有密切的关系，如紧张繁忙的工作、学习造成过重的心理压力；经常睡眠不足；性情急躁、脾气倔犟、争强好胜、好生闷气；经常情绪紧张、容易激动、波动比较大；及用眼不卫生和视力容易疲劳等因素都可能会导致斑秃。如果能够消除不良的心理应激，对疾病的治愈会有很大帮助。

曾有一位四十多岁的女教师，发病的原因是10年动乱中精神创伤。以后每当心情恶劣、紧张失眠后，症状复发加重。有一次受到邻居恶言中伤，一夜之间头发大把大把地脱落，以致无法外出工作。当以后落实政策、迁居新居、归还财产、心情舒畅后，斑秃明显好转。

医学专家曾统计200例斑秃患者，发现25%的病例有明显的精神创伤或急性焦虑情绪，22%的人有不同程度的心理障碍。说明情绪与斑秃发生有紧密关系。

2.心理调养

斑秃的心理治疗并不复杂，只要患者放松精神，从不良情绪中解决出来，保持愉快的心情，有时不用服用药物就可自愈。

五、年少缺少"母爱"，长大易发皮炎

神经性皮炎是比较典型的皮肤科身心疾病，是医学上最早提出的身心疾病之一。本病是多种不良刺激的综合表现，其中精神刺激、情绪因素是重要因素之一。心理学认为，如果幼年时期缺乏母亲通过抚摸和拥抱等方式给予足够的皮肤刺激就可能导致本病。所以有医生说："年少缺少'爱'，长大发皮炎"。但也不是所有年少缺少"爱"的人，长大后一定患神经性皮炎，只是相对发病率高罢了。也有学者研究观察发现，大多数患者在发病前有一定的情感障碍。

1.情志致病

神经性皮炎的治疗并不十分困难，但愈后容易复发。当接触会引起皮肤过敏的物体，或情绪焦虑、不安、紧张时都可以再度引发皮炎。

（1）心理社会因素　在发病前存在明显的心理社会因素的诱因，如由于心理应激导致高度的紧张、焦虑和抑郁的情绪反应直接引起的斑秃、神经性皮炎、精神性紫癜、非生理性白发等。

（2）情绪因素　情绪的波动与疾病的变化有明显的相关性，大多患者在情绪的应激下而发病，所以说情志是神经性皮炎的主要致病因素。例如，有位神经性皮炎患者经精心治疗已经痊愈，但当他接到

"母亲病危"的电报后皮炎即刻复发，且更加严重。

2.心理调养

（1）松弛疗法　对神经性皮炎的治疗，关键在于标本兼治。在进行药物治疗的同时必须进行心理调养，运用松弛疗法，训练自己调节和控制情绪的能力，使心理、精神处于平衡的良好状态。生活有序、劳逸结合、乐观愉快，避免一切刺激性的食物、环境和情绪就可预防皮炎的发生。当患处出现瘙痒时，应用药物进行处理，并运用注意转移法，如听音乐或做些事情，分散对瘙痒的注意力，尽一切可能避免搔抓，逐渐打破局部皮损与大脑皮质的病理联系，消除疾患。

（2）认知疗法　要使患者对皮肤身心疾病有正确的认识，大多数疾病是可以治愈或控制的。皮肤科患者的心理调养，首先应通过各种方式使患者了解心理社会因素，尤其是情绪因素与皮肤疾病症状之间的密切关系，认识心理应激常常是症状出现和加剧的重要原因。

（3）心理疏导　对于一些发生在颜面部或经常暴露在体表的疾病，因可能给患者的社会交往带来一定的影响，患者往往容易产生自卑，心理上的压力比较大。对此，应加强心理疏导，纠正他们不正确的认识，树立正确的疾病观，树立战胜疾病的自信心，解除心理上的压力，积极、乐观地治疗。

（4）消除不良环境影响　尽量消除不良的心理社会性的刺激，改善患者的情绪状态，使之保持积极愉快的情绪。必要时应对皮肤科疾病患者的家庭、社会环境进行干预，消除其周围人对患者不正确的态度和不必要的防范，给患者提供必要的社会支持。

3.注意事项

应该绝对禁止一切刺激，如不可用热水、肥皂、盐水等烫洗；不可滥涂碘酒等刺激性药物；不进食刺激性食物等。可采用中医其他方法配合治疗。

癌症患者的若干临床心理问题

　　癌症是威胁人类生命的疾病之一，与心、脑血管疾病一起，号称"世界三大死神"。全世界患有各种癌症的患者高达两千余万，每年数百万人死于非命。在有的身心疾病分类中，未将恶性肿瘤列入，但根据临床观察，恶性肿瘤的发生与心理社会因素有密切关系。

　　癌症的发生与发展有其内外因素，但心理因素是一个重要的环节。祖国医学早就指出：忧思恼怒，会使人体的气血运行不畅，五脏六腑的功能失调，久而久之就可演变成癌瘤。

　　现代医学研究发现，不良的心理状态与患癌症的关系有3类：一是早年的生活经历；二是重大的生活事件；三是个性特征。其中个性特征，如心胸狭窄、小心眼等是产生不良心情的一种内在因素。早年生活经历坎坷及生活事件是产生不良心理反应的一种外在诱因。它们与躯体共同组成"土壤"，当"土壤"的防卫能力下降时，外在的致癌物质就会进入"土壤"而发展成癌症。

一、癌症，你从何来？

　　引起癌症的原因有许多种，但最近几年的行为医学研究显示，情绪与癌症的关系十分紧密，心理社会因素是癌症形成的重要因素之一；一个人的情绪影响着癌症的发生、发展与转归；癌症患者的不良心理行为反应也会严重影响病情的发展和患者的生存。

1.不良情绪与癌症的发生

　　引起癌症的原因尽管很多，但医学专家警告，不良的心理是一种强烈的促癌剂。不良情绪、过度紧张刺激、忧郁悲伤可以通过类固醇作用，使胸腺退化，免疫性T淋巴细胞成熟出现障碍，抑制免疫功能，诱发癌症。

　　心理因素能引起癌症，是因为心理紧张产生的不良情绪对机体免疫功能有抑制作用，从而影响免疫系统识别、消灭癌细胞的"免疫监视"作用。

(1) 心理紧张 动物实验表明，心理紧张可促使肿瘤发展，如小鼠在紧张环境下皮质类固醇增多，T细胞减少，胸腺退化，参与免疫的淋巴系统缩小。有关科研人员将狗分成两组，一组使它们长期处于惊恐不安状态，另一组生活在安静环境中，结果前组六条狗中有三条狗死于癌症，而后组六条狗安然无恙。

(2) 情绪危机 国外有专家调查了250名癌症患者，发现在发病之前精神上受过严重打击的竟有156人。另一位学者研究了405个癌症患者，发现其中72%的人早年有过情绪危机。

有位医生还对一百多名白血病和淋巴瘤患者进行了四年多的回顾性研究，发现因生离死别而引起的忧郁、焦虑是发病前的常见表现。此外，寡妇的肿瘤发病率相对较高，独身妇女乳癌发生率较高等。这些都证明，精神情志与癌症的发生有联系。

(3) 家庭不幸 临床观察，癌症患者发病前的生活事件发生率较高，其中尤以家庭不幸等方面的事件例如丧偶、近亲死亡、离婚等为显著。肿瘤症状出现前的最明显心理因素是对亲密人员的感情丧失。临床发现，癌症患者发病前的家庭不幸事件发生率比普通患者明显偏高，类似的研究报告较多。

2.生活事件与癌症发生

进一步的研究还证明，生活事件与癌症发生的关系取决于个体对生活事件的应对方式。那些不善于宣泄生活事件造成的负性情绪体验者，即习惯于采用克己、压抑的应对方式者，其癌症发生率较高，临床研究证明，癌症患者对挫折的消极情绪反应比对照组明显。医学专家指出，不愿表达个人情感和情绪压抑是癌症发病的心理特点，与癌症发生的关系密切。

3.社会因素与癌症的发生

社会、经济、职业、生活习惯等社会因素导致的心理紧张和人格特征与癌症有密切关系。亲人亡故，遗弃，隔离，人际关系矛盾，政治、经济、文化上的冲击，突然失去安全保障等原因，可以通过其造成的心理紧张促使癌症的发生。

医学专家曾调查过癌症患者的社会心理状态，发现发病前有明显的社会心理因素影响者为76%，而一般内科患者只有32%，说明社会因素与癌症关系密切，而且这种因素得到许多专家的认同。

4.个性特征与癌症发生

有资料显示，个人的某些个性特征例如过分谨慎、细心、忍让、追求完美、情绪不稳而又不善于疏泄负性情绪等，往往使个体在相同的生活环境中更容易"遇到"生活事件，在相似的不幸事件中也容易产生更多的失望、悲伤、忧郁等情绪体验。这些个性特征被证明与癌症的发生有联系。

有医学心理学者分析肝癌患者的个性特征，他们共同的特点是内向型性格明显，加上不良心理、社会刺激、长期情绪压抑和家庭不和等，这些是引起癌症的重要原因。

二、癌症患者的心理特征

临床上，经常可见到当有的患者得知确诊为癌症时，病情会迅速恶化，这说明患者的情绪和心理行为对癌症的发展转归有重要的影响。

1.中年患者的心理

中年患者多为家庭生活的支柱、工作的主力，牵挂和顾虑多，患病后不仅对个人，而且对家庭起决定性的作用，因此心理障碍重，有的产生绝望感，拒绝与医护人员配合；有的求生欲望强，渴望绝处逢生，积极配合治疗。

2.老年患者的心理

老年患者除了老年人的一般心理特征，还易由孤独感发展为与世隔绝、抛弃感，由衰老感发展为绝望感和濒死感。他们普遍注重医护人员的态度，希望得到尊重和重视，有怕遭嫌弃等心理。

3.初步确诊后的心理

有的患者当拿到一张注有"癌症"字样的诊断书时，通常第一反应就是否认。"不是我吧？""为什么是我？""也许是医生搞错了"等等。可以说否认是患者最常见的心理防御方式，患者拒绝承认痛苦的现实，照常工作学习以暂时平衡心态，但更多的时候他们并不完全否认诊断，拼命压制自己的情感反应，对亲朋好友逐渐疏远，将自己封闭起来。

4.手术前后的心理

癌症手术前后的患者多有不同程度的恐惧心理，如怕死、怕手术不成功、怕病情复发、怕长期疼痛的折磨、怕手术造成器官功能丧失、怕形体改变、怕毁容等。晚期常因不堪忍受疾病的折磨，想到不久于人世而产生绝望，甚至做出轻生行为。

5.患者生存的心理

虽然癌症对一个人来说可能意味着生命的终结，但人都是热爱生命的，当患者被确诊为癌症后，即使当他明白自己的病已无希望时，他仍然在潜意识中存在一丝侥幸，这其中有对治疗效果的期盼，也有对诊断发生错误的期盼等。

三、该不该告诉患者一个真实信息？

癌症从诊断到确诊，对患者及家属都是一个沉重的心理打击。随后有关患者癌症的治疗问题、预后问题，包括是否会产生疼痛、是否会因手术造成形体的损害、是否会威胁生命等，都会成为家属、患者关注的焦点。同时也不可避免地遇到最为现实的问题，这就是医生、家属该不该告诉患者一个真实的信息？

不少人主张对患者实行信息封锁，但是由于"保密"会使医生、家属有意无意地在心理上、行动举止上与患者保持距离，最后适得其反。

事实上，由于医学知识的普及和患者文化程度的提高，临床上很难做到对患者进行信息封锁，而患者对医务人员的任何信息包括语气、表情、态度等都非常敏感，实际上也不可能做到保密。

如果采用保密的办法，患者一旦通过各种信息渠道领悟到部分真相后，反而会产生严重的被抛弃感和被蒙骗感，至此患者的孤独、抑郁、绝望等情绪反应就会特别深刻。因此，目前多数学者包括世界卫生组织都主张应该给癌症患者提供真实的信息。

1.提供真实信息的原则

保护患者的期望是提供真实信息的原则。告诉患者真实信息时要避免权威式的"宣判"，避免反应迟钝、闪烁其词或表现出治疗上无能为力的态度，要始终注意保护患者的期望和信念。

2.提供真实信息的方法

"热忱加诚实"是提供真实信息的方法。在具体做法上要因人而异，医务人员以及患者亲属应在了解患者的具体心理条件如承受能力基础上，有计划、有步骤地告诉患者的病情及相应的各种真实信息。

家人及医生给患者提供癌症诊断信息时要同时指出："同样的疾病对不同的人的影响是难以预测的，癌症并不可怕，你的情况不一定是最坏的"。有条件时还可向患者介绍某一位同类患者最终是如何康复的情况，这样的事例多了，就会增强患者的信心。

3.建立战胜癌症的信心

提供真实信息，帮助患者建立战胜癌症的信心。对于情绪已经稳定的癌症患者，担心或询问今后是否会出现疼痛、是否会因化疗出现呕吐、手术是否会出现伤残时，医务人员在提供真实信息的同时，应指出这些结果有时不会出现，即使出现也可能不严重。总之，保护患者的期望有利于患者在心理上做出调整，以积极的心理条件配合治疗。

四、情感压制影响患者康复

医学研究显示，癌症患者较少有真正意义上的否认机制。在许多情况下，癌症患者只不过是有意识地强行压制自己的情感、控制自己

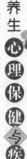

的情绪而已，这些癌症患者往往在外表上表现出无所谓的样子，实际上是情感压制。

有医学专家曾对癌症患者进行过全面的心理研究，发现临床上大多数癌症患者有情感压制，有的虽然也愿意谈论一些癌症问题，但大多数人都不愿涉及自己的真实情感生活。情感压制的结果往往使患者的心理环境更加恶化，产生更为复杂的心理反应。

因此，医生和家属都必须善于识别患者是真正的"否认"还是情感压制，并对那些有严重情感压制的患者及时进行情感心理疏导。具体做法包括：

1.与患者形成亲密的人际关系

对患者表示关心和理解，形成亲密的人际关系。与患者形成亲密的人际关系，才能使患者愿意表达自己深层次的不良情感体验。

2.提供正确的心理指导

提高患者的信心和减少不良情绪是心理治疗的中心思想。医者及家属要认真分析患者每次表达的问题，及时提供正确的心理指导，从根本上减少不良情绪的产生，增强患者的期望和信心。

3.提供正确的心理关怀

对患者偶尔的情感表达做出从容、理解和友好的反应，并以言语、表情或触摸立即加以强化，促使其进一步表达。如患者出现惊慌、紧张时，要给予理解与宽容，不能表示出不理解或者其他不满。对患者暂不愿讨论的情感问题表示理解，欢迎随时再讨论。

五、癌症患者易产生的心理障碍

癌症对患者是一种超强的不良刺激，这种刺激通过神经系统、内分泌系统以及免疫系统的作用必然产生生理、行为和主观的反应，使患者处于应激状态，产生各种心理反应，出现各种不良情绪如焦虑、郁闷、压抑、沮丧等，并出现回避行为。

据有关资料统计，癌症患者心理障碍达90%以上，其反应程度受患者的病情、性别、年龄、职业、个体生理素质、行为方式、遗传因素、所获得的知识与经验、经济状况、"否认"水平、家庭关系、社会心理及所在单位经济效益及支持情况等综合作用的影响。

1.恐　惧

癌症是"绝症"的观念已深入人心，癌症恐惧症已成为目前最常见的恐怖症之一，更不用说癌症患者本身了。焦虑和恐惧往往是由于对死亡、疼痛或残疾等后果的担心。通过认知疗法与患者进行公开讨论并提供一定的保证，再指导其进行放松训练和其他应对技巧，有助于降低恐惧情绪。

2.抑　郁

抑郁是严重影响癌症康复的一种负性心理因素，严重者可产生自杀动机或行为。由于上述情感压制的影响，抑郁反应常需要经过更深入的交谈或使用一定的症状量表才能被发现。癌症患者的抑郁反应有身体上的原因，例如体弱、代谢紊乱、药物的毒副反应等，但是更重要的是心理上的原因。

应指导患者进行积极的想像，用鼓励或强化的方法增加患者做力所能及的活动，增加新异刺激；提高社会支持程度，如帮助配偶与患者保持以往的亲密关系；个别严重抑郁患者可使用抗抑郁药物。

3.疼　痛

研究证明，某些癌症患者的疼痛本身并不一定严重，主要的问题是疼痛伴随的害怕、绝望和孤独感等心理反应使患者无法忍受。

医务人员应向患者解释疼痛的实质，并在可能时使用催眠或其他想像技术，以减轻疼痛程度。也有人报道用抗焦虑药物可降低癌症疼痛。由于癌症疼痛一旦出现，将会在身心之间形成恶性循环，故合理的方法似乎是首先要考虑尽量避免或推迟癌症患者疼痛的出现，然后才考虑疼痛出现后的其他心理行为问题。因此，有人提出对晚期癌症患者应及早用药控制疼痛，不必过多考虑止痛药的各种禁忌。

六、癌症患者的心理疏导与治疗

心理因素直接影响癌症患者的病情转归。疏导法的工具是语言，疏导者是患者最亲密的家人及医生，疏导者要针对癌症患者的不同情况，以准确、鲜明、生动、灵活、亲切的语言进行疏导，有必要时要分析疾病产生的根源和形成过程、疾病的本质特点，主动提供患者战胜疾病的武器和方法。要不断激励、鼓舞患者同疾病做斗争。勇气和信心是战胜疾病不可缺少的条件，要充分调动患者的主观能动性，促进患者自身心理转化，减轻、缓解、消除症状，促进疾病康复。

1.患者心理直接影响癌症发展和转归

患者心理直接影响癌症发展和转归，且患者的内分泌和免疫防卫功能受患者本人的情绪和行为反应的影响。具有某些心理行为特征的患者其之所以生存期较长，就在于他能始终抱有希望和信心，能与周围人保持密切联系。相反，消极的心理行为反应则加速癌症的恶化过程。因此，周围人和家人要尽力保护患者自身和在家庭中的价值。不要在患者面前流露出恐惧情绪，应给予更多的鼓励和耐心的照顾。

美国作家欧·亨利的名篇《最后一片叶子》中记叙了一位年轻的女画家到郊外去写生。有一天她得了不治之症，她躺在旅馆的床上，忽然注意到窗外长青藤上的最后一片叶子，从此便认定这片叶子是她生命的象征，叶子一落，她就要死了。有一天晚上，暴风骤雨突然来临，她想那片叶子一定保不住了，于是哭得很伤心。但是第二天拉开窗户一看，那片叶子依然如故。于是她十分高兴，病也好多了。其实那片叶子本来已经落掉，现在的这一片叶子是一位老画家冒雨为她画在那里的，后来那位患者活了很长时间。

2.要帮助患者稳定情绪

所有与患者接触的人员都应帮助患者尽快适应角色，稳定患者的情绪，这是癌症患者心理调养的关键一环。为此应做到以下几点：

（1）要帮助患者从常态时的社会角色中解脱出来，根据疾病的性质和严重程度相应减轻他平时承担的社会责任。

（2）患者对其陷入疾病状态没有责任，不应受到责怪，更不应对患者以前的生活方式以及情感加以指责。

（3）患者有责任和义务力求痊愈，生病不符合社会的愿望和利益，要鼓励患者与疾病进行斗争，要让患者知道周围所有人都希望他早日痊愈。

（4）患者应该寻求可靠的治疗和技术帮助，寻求最好、最先进的治疗是稳定患者情绪的重要一环，患者必须与医生、护士合作，共同战胜疾病，否则会影响到疾病的治疗和转归。

3.根据患者心理特点对症疏导

医生及家人要根据患者的心理特点加以疏导，逐步消除患者情绪紧张和心理应激，避免不良的精神刺激，保持乐观、自信的情绪和有规律的生活。对于接受手术、放疗、化疗的患者，应事先向本人说明治疗过程、意义及合并症，鼓励其树立信心，积极配合治疗，尽量排除恐惧、忧虑的心情。

医生及家属要树立治病先治"心"的观念，积极宣传心理因素在治疗癌症方面的作用，使患者在主动配合治疗的同时尽快摆脱不良心理状态的困扰，学会自制、自慰、自我解脱，提高自身适应能力，促进身心障碍早日康复。

4.采用情绪支持和行为干预

采用情绪支持和行为干预等心理调养方法，可使癌症患者的平均生存期延长，结合癌症患者具体的心理行为问题，及时给予必要的心理干预，提高其生活质量，增强其信心，改善其心身反应过程，具有重要的临床意义。要鼓励患者开展积极有意义的和有快乐感的活动。

采用音乐疗法放松情绪，劝导肿瘤患者参加适当的社交活动、体育运动和娱乐活动，有利于改善患者的精神状态，提高机体免疫力，有利于癌症的康复。

医生及家人、朋友，可通过与患者交往，给患者安慰、劝导、支持、鼓励，转移其注意力，缓解心理压力和内心冲突，帮助患者协调人际关系，改变不良的行为反应，使其树立战胜疾病的信心。

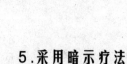

5.采用暗示疗法

国外的医学专家还教会癌症患者用自我暗示的方法作为治癌的一种辅助办法。他们让患者全身放松，安静地想像癌症的部位，让患者假想正在接受化学或放射治疗，药物正在破坏癌细胞，一支庞大的白细胞队伍已前来清扫癌细胞。每天做三次这种想像练习，同时配合"玩耍疗法"，使患者体会生活的乐趣，心情舒畅，据说效果很明显。

附篇：实用心理治疗方法和趣闻

中医心理治疗方法选

心理疾病的表现有其突出的个体差异性，然其差异的界线是十分模糊的。在其诊治上，以前多处于文字性描述，缺乏客观数据，对许多潜在反应难以制定明确的指标，对不少的心理病患者缺乏特效的治疗方法，有的病即使治愈，但对其心理治疗方法的实质缺乏合理的解释，目前心理治疗也没有一个公认的定义和确切的界限。尽管心理治疗的产生比中医、针灸、药物、手术等治疗形成早，但其发展水平和完备程度却远远不及后者。产生这种现象的原因是因为心理治疗更复杂，涉及面也很广，不论在理论上或是实践上较之其他治疗方法还存在更多的问题。

一、释疑解惑

解惑是针对患者由于误解、疑心而导致的情志病症，可揭示事物真相以消除患者疑虑，或用积极的暗示以解除致病的心理因素，使病痊愈。"杯弓蛇影"的故事就是这种心理疗法的写照。

病者多疑。一个人患了某种疾病后容易产生各种各样的怀疑和猜疑，或小病疑大，惑轻病重，或久病疑死。有的人本来没有什么病变，偶然受到某些内外因素刺激，怀疑自己得了这样那样的重病，结果身体就真的生了一场大病。

以疑释疑就是根据患者的思想疑虑，通过一定的方法解除患者不必要的怀疑和猜疑，帮助他们去掉思想包袱，恢复健康。

《古今医案按》载有一例：有一人酒醉夜卧花廊，夜半口渴时取石槽之水喝了一碗多。天明后发现水里小红虫甚多，即疑虑不安，日夜猜疑，嗝食成疾，久医不愈。吴球探明病因后，做了几粒药丸，令患者在暗处服下，须臾患者腹中咕噜作响，吴球令其溺便于水中，泻出的粪便经水一泡，隐约可见许多红虫泛起。患者看了以后以为喝下的红虫俱已打下，疑虑顿消，调理半月而愈。

饮水不卫生是会致病的，但红虫不可能在肚里存活繁殖，患者主要还是心病。吴球只不过是取一束红线剪碎，掺入泻药做成药丸。患者以为红虫俱下，故疾病痊愈。患者对误食蛆虫深信不疑，医生也知对此种患者即使解释也无济于事，不如顺水推舟以假释疑。而此释疑之法也甚妙，几达以假乱真，故能解患者之疑，所以说对于此类患者，治疗的关键是找准患者心中疑惑的原因，再给以对症治疗。治疗上不但要求医生有高超的医术，而且还要求医生具有丰富的应变经验。

二、情志疏泄

情志疏泄即通过一定的方法和措施改变人的情绪和意志，以解脱不良情绪的苦痛。事实证明，疏泄法可使人从苦恼、郁结的消极心理中得以解脱，尽快地恢复心理平衡。

祖国医学认为，"郁则发之"。郁，即郁结，主要指忧郁、悲伤、使人不快的消极情绪；发即疏发、发泄。当情绪不佳时，千万不要自寻苦恼，把痛苦、忧伤闷在心里，一定要使之发泄出来，自我解脱。无妨可用下述方法以疏泄情志：

1.用哭疏导情绪

无论痛苦或愤怒，痛快地哭可以将身体内部的压力随之释放，将身体压力产生的有害化学物质及时排出。生活中常见这样的事例，某人由于某事过于痛苦，劝其大哭一场后，心理压力就会明显减轻。如果痛痛快快地大哭一场，让眼泪尽情地流出来，就一定觉得舒服些，所以有人提出为健康而哭的观念。

现代研究发现，因感情变化流出的眼泪中含有两种神经传导物质，这两种传导物质随眼泪排出体外后，可缓和悲伤者的紧张情绪，减轻痛苦和消除忧虑。国外有个有趣的实验，在受试的200名男女中，有85%的女性及73%的男性当痛快地哭泣之后，自我感觉都比哭之前好得多，而且健康状况也有改进。

现在临床也已证实，结肠炎、消化性溃疡病、过敏性结肠抑郁症、神经衰弱、失眠及一般胃疼等均与情绪压抑有关。男性患消化性溃疡病多于女性，其原因之一即与男儿有泪不轻弹有关，所以说当君想哭时不必强力压抑自己，尽可使泪水流淌排放。当然，也不宜过悲久哭，谨防"大悲伤肺"。

2.向朋友坦白心事疏导情绪

首先，有了不良的情绪，可以向他人倾诉，也可以向自己最亲近或要好的朋友谈心诉说委屈、发发牢骚，以消除心中的不平之气。遇到什么烦恼心事可以坦白地跟人说，寻求解决方法，闷在心里是不能解决或消除苦恼的。其次，要及时宣泄。如心有不平之事可及时向知心朋友倾诉，千万不要闷在心里，以致气郁成疾。

一个人在生活中受到了挫折，甚至遭到不幸，可找自己的知心朋友、亲人倾诉苦衷，或向亲朋好友写书信诉说苦闷，以便从亲人、朋友的开导、劝告、同情和安慰中得到力量和支持。

"快乐有人分享，是更大的快乐；痛苦有人分担，就可以减轻痛苦。"向朋友坦白心事是疏导情绪的方法之一。

3.用趣味性嗜好疏导情绪

《北史·崔光传》中说："取乐琴书，颐养神性。"吴师机《理瀹骈文》中又说："七情之病者，看书解闷，听曲消愁，有胜于服药者矣。"故应在烦闷不安、情绪不佳时，听一听音乐，欣赏一下戏剧，观赏一场幽默的相声或哑剧，这样可乐得捧腹大笑，精神振奋，紧张和苦闷的情绪也随之而消。平时应根据各自的不同兴趣和爱好，分别从事自己喜欢的活动，如书法、绘画等，用这些方法排解愁绪、寄托情怀、舒畅气机、怡养心神，有益于人之身心健康。

西汉枚乘的《七发》一文中讲述，楚国太子生病久治不愈，吴国一位客人去探问病情，见太子忧郁寡言、情思郁结而不得抒发，但得知太子对音乐、饮食、旅游等具有特别的嗜好，于是就向他叙说有关音乐、饮食、车马、旅游观光、田野狩猎、海滨观涛、修养论道等趣事，太子深受感动，情绪大变，不知不觉地出了一身汗，病竟然全好了。

看电影、电视、读书、绘画、练书法、唱歌、跳舞都可以消除生活上的压力，促使人情绪的好转，放声歌唱或大声喊叫，可解除不良情绪，雄壮的歌曲可以振奋精神，提高士气，人在憋闷时，找个适当的场合大声喊叫，把心中郁积的"能量"释放出去，也能解除烦闷。

4.用运动疏泄情绪

李东垣《脾胃论》里说："劳则阳气衰，宜乘车马游玩。"这说明利用旅游可驱除烦恼，有利于身体健康的恢复，当思虑过度、心情不快时，应到郊外旷野锻炼或消遣，让山清水秀的环境来调节消极情绪，陶醉在蓝天白云、花香鸟语的自然环境里，舒畅情怀，忘却忧烦。在情绪激动与别人争吵时，最好的方法是转移一下注意力，去参加体育锻炼，如打球、散步、打太极拳等，或参加适当的体力劳动，用肌肉的紧张去消除精神的紧张。国外把通过体育运动锻炼而获得精神疏泄的方法叫做"运动性疏泄"。

例如有一位常有攻击冲动的癔症患者，经过精神分析，发现与他幼年期受到继父的虐待有关。因此医生建议他锻炼拳击运动，通过这种活动使他得到精神疏泄，从而使病情缓解。

还有一位酷爱足球运动的中年人，他是这样形容他情绪不佳时踢足球的心理感受："那是一种行云流水般的境界，我已忘掉了自己，我只知道自己在踢足球，但对球已没有一般的感知，此时仿佛全世界都与我无关，我可以尽情发挥。"

散步或其他运动，无须走太久，每天20分钟，也能减去紧张情绪。由于人在情绪低落时往往不爱运动，越不活动情绪越低落，形成恶性循环。事实证明，情绪状态可以改变身体活动，身体活动也可以改变情绪状态。例如走路的姿态，昂首挺胸，加大步幅，加大双手摆动的幅度，提高频率走上几圈，或者通过跑步、干体力活等剧烈活动，可以把体内积聚的能量释放出来，使郁积的怒气和其他不愉快的情绪得到发泄，从而改变消极的情绪状态。

5.用工作疏泄情绪

用工作疏泄情绪是许多中老年人常用的方法，就是说如果遇到了什么不顺心的事情，一时又无法排解，用顽强的意志战胜不良情绪的干扰，用理智战胜生活中的不幸，并把理智和情感化作行动的动力，投身于事业中去，努力工作，可转化不良情绪的困扰。

如西汉司马迁因替李陵辩解，得罪下狱，惨受腐刑。司马迁为转移其不幸遭遇所带来的苦痛心境，以坚韧不屈的精神全力投入《史记》的撰写之中，以舒志解愁，调整和缓解心理矛盾，把身心创伤等不良刺激变为奋发向上的动力。

现实生活中也有许多名人遇到过不良情绪的干扰，这些人大多数不是整日困扰在不良情绪的氛围之中，而是默默的努力工作，用工作排泄思想上的郁结，用工作使自己的心理得到调节，最后反而取得了显著的成就。

6.用音乐疏导情绪

音乐疗法是通过音乐对人的情绪影响以及物理作用来治病的方法。一方面，音乐的种种音调和旋律，可以不同程度地对人的情绪如欣喜、凄凉、眷恋、激动等产生共鸣，从而影响大脑皮层，尤其是边缘系统。另一方面，音乐通过音响的物理作用对人的听觉器官与听神经产生影响，进而影响全身的肌肉、血液循环系统及其他器官的活动，出现某些特殊的效应，如兴奋、镇痛、降压、情绪调节等。

《历代中医心理疗法验案类编》中有一则案例：朱家圩朱姓男，因诵劳不耐久坐，稍不顺意即脘胀身烦，入夜不寐，食不贪。父年高为之焦灼。有时言语错杂，颠倒是非，多方求治罔效而来孟（即江苏省武进县孟河镇）。渭（晚清民初孟河名医巢渭芳）诊之曰："心气不足，痰火乘之，示诸病状非虚劳也。今先以怡养情志，后再服药如何？"乃父曰善，请指明可也。渭曰："先进开郁化痰、兼养心神；遂求善乐者一名，日教挥弹，并及小歌，投药必能应指"。越一年来调养，问之果以此法而愈也。

从上述案例可以看出，音乐治病广泛应用于医疗实践中，而音乐治疗早在春秋战国时期已经运用。其治病的施乐方法经历代医家拓宽运用已发展有：顺季施乐法、顺其脏腑与情志施乐法、亢害承制施乐法、补母施乐法、泻子施乐法等。这些疗法至今还具有实用价值。

7.破坏设施疏导情绪

还有一种所谓的"疏泄疗法"，具体内容是让那些经常感到抑郁、愤怒、不满或有破坏冲动的神经症患者，在一个准备好的房间内让他尽力发泄内心的愤怒或积郁情绪，并可随心所欲地打碎或捣毁室内的摆设，然后再对他进行心理纠正。

实际上在世界上有许多国家都有这样的疏泄方式，有的是用"拳吧"的形式，有的是根据工作环境设置一定的发泄对象，如在工厂设立情绪发泄室，让发泄者对着发泄模拟物尽情发泄，有的是将无用的设施让发泄者人为破坏，使情志得以舒畅。

但由于这是一种特殊的疏泄方式，在国内一般并不提倡，又由于代价太大不利于推广，但利用拳吧发泄情绪，目前在国内许多城市已经出现。

8.远离不良环境疏导情绪

各种情绪的产生都离不开环境。避免接触强烈的环境刺激有时是必要的，但最好要学会情绪的积极转移，即通过自我疏导，主观上改变刺激的意义，从而变不良情绪为积极情绪。另一方面是从改变环境入手，如改变环境治疗、坑穴避秽治疗、工娱治疗，实际上都是通过具体环境的改变，减少不利环境对人体心理和生理上的不良刺激，形成积极暗示作用，消除消极的不良影响，以达到治疗目的。如果你遇到烦恼、郁闷不结时，你可以试着改变目前所处的环境，对情志病症的恢复有明显的好处。

《历代中医心理治疗医案》中有这么一则案例：有一中年妇女，暗恋其邻居一位男士，日思夜想，不能自拔后来抑郁成病。医者了解到患病的缘由后，认为只有改变环境方可愈疾。这位女子接受了医生的建议，改搬到了远离这位男士的其他地方居住，经过一段时间后，这位女士的病果然痊愈。

超脱即超然，思想上要把事情看得淡一些，行动上应脱离导致不良情绪的环境。应该挺起胸膛去迎接生活，一个人只要不气馁，振作精神，面向生活，面对自己的现实，路就在你的脚下，前途同样是宽广的。对于社会上的闲言冷语不必理睬。最好找一个安静的环境，冷静地思考一下，或外出做社会调查、旅游，亦是改变环境、恢复心理平衡的方法。

三、说理开导

说理开导疗法又称言语疗法，是对患者阻塞的病理心理状态进行疏通引导，使之畅通无阻，从而达到治疗和预防疾病促进身心健康的一种心理治疗方法。

在一定条件下，言语刺激对心理、生理活动都会产生很大的影响。因此，正确地运用"言语"这一工具，对患者采取启发诱导的方法，宣传疾病的知识，分析疾病的原因与机制，解除患者的思想顾虑，提高其战胜疾病的信心，使之主动积极地配合医生进行治疗，从而促进健康的恢复。所以运用言语对患者进行劝说开导是精神治疗的基本方法，对失眠症的防治具有较重要的价值。

《医部全录·医术名流列传》中有一则案例：董太尉璋久患渴病，久治无效。虞少卿为其诊治，详细辨析了疾病发生的原因，通过开导，层层说理，指出病非惟"渴浆"（即口渴喜饮），而是有野心，处理政务操劳太过，声色过余，耳目劳损，好色纵欲，伤及真阴，故得此病。虞少卿之论，极为透辟，董氏若能戒之，淡泊寡欲，则渴可愈。患者听了后觉得虞少卿说得在理，于是排除杂念，疾病在药物的配合下很快痊愈。

这实际上是运用开导疗法对患者实施的治疗措施。我国古代的祝由疗法实际上也是以言语开导为主的心理疗法。"祝由"一词，出自《素问·移精变气论》篇中："古之治病，惟其移精变气，可祝由而已"。"祝由"疗法，系祝说发病的原由，转移患者的精神以达到调整患者的气机，使精神内守以治病的方法，故又称为"移精变气"。祝由疗法如同被实验证实并无实际治疗效果的所谓"安慰剂"一样，由于患者深信，因而能取得一定疗效。

　　《黄帝内经》里说："人之情，莫不恶死而乐生，告之以其败，语之以其善，导之以其所便，开之以其所苦，虽有无道之人，恶有不听者乎。"此为说理开导法的起源。其主要内容是：第一，"告之以其败"，就是向患者指出疾病的性质、原因、危害、病情的轻重深浅，引起患者对疾病的注意，使患者对疾病具有认真对待的态度，既不轻视忽略，也不畏惧恐慌。第二，"语之以其善"，指出只要与医务人员配合，治疗及时，措施得当，是可以恢复健康的，以增强患者战胜疾病的信心。第三，"导之以其所便"，告诉患者如何调养和治疗的具体措施。第四，"开之以其所苦"，指要帮助患者解除紧张、恐惧、消极的心理状态。以上四点，即是讲如何使用说理开导法。

　　所谓"说理开导"，是指正确地运用"语言"这一工具，对患者采取启发诱导的方法，宣传疾病的知识，分析疾病的原因与机制，解除患者的思想顾虑，提高其战胜疾病的信心，使之主动地配合治疗，从而促进健康的恢复。

　　心理开导最常用的方法是：解释、鼓励、安慰、保证。解释是说理开导法的基础，它是向患者讲明疾病的前因后果，解除其思想顾虑，密切医患关系，从而达到康复的目的。而鼓励和安慰则是在患者心理受到挫伤、情绪低落之时施行的康复方法。保证则是在患者出现疑心、忧愁不解之时，医者以充足的信心做出许诺，担负责任，以消除患者的紧张与焦虑。

四、以情胜情

以情胜情治疗法，又叫情志制约法，文字记载始见于《黄帝内经》。如《内经素问·阴阳应象大论》中指出："怒伤肝，悲胜怒""喜伤心，恐胜喜""思伤脾，怒胜思""忧伤肺，喜胜忧""恐伤肾，思胜恐"。

以情胜情法是根据情志及五脏间存在的阴阳五行生克原理，用互相制约、互相克制的情志，来转移和干扰原来对机体有害的情志，借以达到协调情志的目的。

以情胜情，此谓祖国医学独特的心理治疗与康复方法。这一心理治疗的原则到金元时代得到发展，以著名医学家张子和的《儒门事亲》为代表。张子和指出："悲可以制怒，以怆恻苦楚之言感之；喜可以治悲，以谑浪戏狎之言娱之；恐可以治喜，以恐惧死亡之言怖之；怒可以制思，以污辱欺罔之事触之；思可以治恐，以虑彼志此之言奇之。凡此五者，必诡诈谲怪，无所不至，然后可以动人耳目，易人听视。"

情志相胜的心理疗法原理是：脏象五志论将人体归纳为五个体系，即肝木、心火、脾土、肺金、肾水，它们是依次相生的关系，同时以金、木、土、水、火的顺序依次相胜，或者说相克，即依次制约的关系。这五个系统也包括情志心理因素在内，悲属肺金、怒属肝木、思属脾土、恐属肾水、喜属心火，情志相胜治疗就是根据五行这种制约关系，用一种情志去纠正相应所胜的情志，有效地调节由这种情绪产生的疾病，从而达到治疗的目的。这就是情志相胜的治疗原理。

在使用以情制情法时，要在患者有所预感时再进行正式的情志治疗，不要在患者毫无思想准备之时突然地进行，并且还要掌握患者对情志刺激的敏感程度，以便选择适当方法，避免太过或不及。情志相胜治疗算是中医较为典型、系统的心理治疗方法，具有东方传统文化的特点。

附篇：实用心理治疗方法和趣闻

1.喜伤心者，以恐胜之

以恐胜之又叫惊恐疗法，适用于神情兴奋、狂躁的病症。以恐胜喜，治疗疾病，预防疾病，在古代许多医案中都有记载，以恐胜喜方法多样，关键是医者要随机应变，根据患者不同的情况确定不同的治疗办法。

清代名医徐灵胎《洄溪医书》里亦记载一例喜病恐胜之例：某人新考上状元，告假返乡，途中突然病倒，请来一位医生诊视。医生看后说："你的病治不好了，七天内就要死，快赶路吧，抓紧点可以回到家中。"新状元垂头丧气，日夜兼程赶回家中，七天后安然无恙。其仆人进来说："那位医生有一封信，要我到家后交给您。"只见信中讲到："公自及第后，大喜伤心，非药力所能愈，故仆以死恐之，所以治病也，今无妨矣。"

"大喜伤心"可使人突发疾病，以至癫狂失常，但惊恐可以治喜，以上案例即是"以恐胜喜"之治法。患者由于新中状元后，过于喜悦，致正气耗散，患病求医。徐灵胎用"死"恐吓，惧生恋死乃人之常情，患者自然惊恐、悲伤，使得由于过喜所致的耗散之气收敛，故患者不用药物治疗，自然痊愈。最后又将治病的全部机理告诉患者，使患者心中明了，以防因恐之不当留下后患。此案在古代心理治疗方法上的灵活实为一治疗典范，对现今心理治疗具有启发指导意义。

2.思伤脾者，以怒胜之

以怒胜之是利用发怒时肝气升发的作用来解除体内气机之郁滞的一种疗法，它适用于长期思虑不解、气结成疾或情绪异常低沉的病症。肝在志为怒，怒是肝气实质而升发的表现。怒在一定范围内是人的正常生理反应，若过度可成为致病因素，但利用怒时肝气升发、气机亢奋、营血奔驰等生理效应，可消除体内因过思而致的气机郁结。但发怒毕竟要动肝火、泄肝气，即使用于治疗，也只能当作权宜之计。

《续名医娄案》载："一富家妇人，伤思虑过甚，二年余不寐。

张子和看后曰：'两手脉俱缓，此脾受之也，脾主思故也。'乃与其丈夫怒而激之也，多取其财，饮酒数日，不处一法而去，其人大怒，汗出，是夜困眠，如此者，八九日不瘳，自是而食进，脉得其平。"此例说明了思之甚可以使人的行为和活动调节发生障碍，致正气不行而气结，或阴阳不调，阳亢不与阴交而不寐，当怒而激之时，逆上之气冲开了结聚之气，兴奋之阳因汗而泄，致阴阳平调而愈。

以上案例为怒疗，然激怒的方法却不同，仔细品味，若有所思，激怒总与逆其所欲有关，而患者所欲为何，怎样"逆"其所欲，则非熟谙患者个性及人情世故不可。怒疗之后最好以喜善其终。此法对高血压、冠心病患者禁用。

3.悲伤心者，以喜胜之

悲伤是中老年人健康的大敌，由于过度悲伤可引起许多疾病。在情志相胜方面以喜胜之，又称笑疗，对由于神伤而表现得抑郁、低沉的种种病症，皆可使用，且有良好的作用。

金元名医朱丹溪曾遇到一青年秀才，婚后不久突然亡妻，故终日哭泣悲伤，终成疾病。求尽名医，用尽名药，久治无效。朱丹溪为其诊脉后说："你有喜脉，看样子恐怕已有数月了。"秀才捧腹大笑，并说："什么名医，男女都不分，庸医也！"此后，每想起此事，就会自然发笑，亦常将此事作为奇谈笑料告诉别人，与众人同乐。移月转，秀才食欲增加，心情开朗，病态消除。这时，朱丹溪才告诉他这是以喜乐制胜悲忧的治法。

喜胜悲乃医生用各种方法使患者喜乐，以制约其原有的以悲忧为主的情志障碍，及由此引起的躯体障碍。以上案例是以喜胜悲的典型案例，但临床上需权衡再三方可使用，如使用不当会招致祸端。

4.恐伤肾者，以思胜之

以思胜之，主要是通过"思则气结"，以收敛涣散的神气，使患者主动地排解某些不良情绪，以达到康复之目的。

思胜恐乃医生用各种方法引导患者对有关事物进行思考，以制约患者原有的以恐为主的情志障碍及由此引起的躯体障碍。思为脾之志，思本是人的正常心理活动，但若思之太过，则可引起"思则气结"、"思伤脾"等病理变化。思用以制约惊恐为病，主要是通过思生理智，使患者在理念支配下，主动排解惊恐等不良情绪，同时通过"思则气结"，又可收敛涣散的神气、调整生理状态。

5.怒伤肝者，以悲胜之

以悲胜之，是根据《黄帝内经》"悲则气消"和"悲胜喜"的作用，促使患者发生悲哀，达到康复身心目的的一类疗法，对于消散内郁的结气和抑制兴奋的情绪有较好作用，最适于患者自觉以痛苦为快的病症。

《儒门事亲》中载：张子和治妇人病，问患者曰："心欲常痛哭为快否？"妇曰："欲如此，余亦不知所谓。"张又曰："少阳相火，凌的肺金，金受屈制，无所投告，肺主悲，但欲痛哭为快也。"于是，张子和鼓励患者尽量痛哭，其病得以康复。

此病例为木火灼伤肺金，肝肺气郁，故以哭出为快。这种以情胜情疗法是针对因某种情感刺激而引起的病患，有意识地采用另一种情志活动去控制、调节其情志失常，从而达到病愈的方法。《儒门事亲》中说："悲可以治怒，喜可治悲，恐可以治喜，怒可以治思，思可以治恐。"掌握七情相生相克的规律大大有助于心理治疗。

6.怒而太过，以喜胜之

怒而太过可造成许多疾病的出现，尤其是大怒，有的人由于性格的关系以怒致病，后又不得疏解，以致长期造成脏腑功能失调，但中医学在此方面有其特殊的治疗办法。

《儒门事亲》中记载：项关县令的妻子得了一种发脾气的病，不思饮食，经常大呼小叫地骂人，脏话不断，还要杀左右侍从。后来张子和找了两名侍女，让她们脸涂了红粉逗患者大笑。次日又让她们装角斗，患者又大笑。再让两个饭量大的妇女在患者旁边边吃边夸食物味道鲜美，结果引得病者也索要食物尝尝。不几天，由于患者置身医者设置的欢快情境中，因暴怒导致的脏腑功能失调得到矫治。她的怒气大减，食欲增加，病全好了。

这里还要说明的是，在运用"以情胜情"疗法治疗情志因素所导致的病变时，要注意刺激的强度，即治疗的情志刺激，要超过、压倒致病的情志因素，或是采用突然的强大刺激，或是采用持续不断强化刺激。总之，后者要超过前者，否则就达不到以情胜情的治疗目的。此疗法和现代心理学中的娱乐疗法有相同之处，娱乐疗法是指通过各种娱乐活动，如听音乐、看戏剧、读诗词、做游戏等来改善不良情绪，矫治不良行为。

7.思虑太过，以恐胜之

忧思过度可以生成疾病，但用合理的心理治疗同样可以使疾病痊愈，我国古代对于此类心理治疗有着丰富的临床经验。

《闻见后录》中记述了这么一则案例：某州的监军因忧愁思虑过度而得病，郝医生对他的儿子说："治疗的方法是应当使患者心中产生强烈恐惊感，病就能好。"当时该州通守李宋卿当过专掌纠察弹劾的御史，为人严峻，监军对他内心畏惧。郝医生同监军的儿子一起去求李宋卿到监军家去责问监军的过失，监军极其惶恐，惊出冷汗，病因此痊愈。

以上例证只是中医学心理治疗的一个具体方法的应用，应该说治疗的办法是多样的，因人、因事、因当时的情况而异，关键是心理治疗与药物治疗有其根本的不同，心理治疗要比药物治疗复杂得多。

五、心理"脱敏"

公元900多年，东北辽水上游地区的契丹国名医故鲁善用意疗。据《辽史·方技传》记载，耶律斜轸的妻子患病，故鲁视之曰："心有蓄热，非药所能及，当以意疗。"于是令击大钲鼓于前。力极而至，遂愈。从这段文字可以看出，在患者面前击鼓也能治病，真乃奇闻。但奇闻并非仅有，张子和也用过类似的方法。

据《儒门事亲·惊一百三》记载：有一妇人夜间听到一伙强盗的烧杀抢劫声，惊吓万分。从此每听到一点声响都吓得跌倒在地，不省人事。用人参、珍珠等皆屡治无效。家人只得蹑足而行，不敢发出一点声音。张子和听了以后，令两个侍女牵着患者的手，让她独自站在一张高椅上，面前置一小桌。张子和用一方木块突然猛击小桌，妇人大惊欲倒。张说：我以木敲桌，你何必害怕？少时，他又用力猛拍桌面，患者就不大害怕了。接着张以拐杖敲门，敲患者身后的窗格，渐渐地患者适应了声响，不害怕了。当晚，张子和又派人敲打妇人住室的门窗，自夕达旦，妇人睡觉如常，自此痊愈了。

张子和此案心理治疗水平较高。他构思完整，层次井然，用切实可行的简单办法逐步深入，步步引导，效如桴鼓。"惊则气乱，恐则气下"，张子和用击木并使妇人往下视的方法是让她明白惊恐产生的原因，以达到使浮越之神气收摄的目的。思属脾土，五行学说认为恐属肾水，脾可以制约肾水，故思可以胜恐，此即是情志相胜的心理治疗一例。

如果以现代国外盛行的行为治疗来看这个病例近似于系统脱敏疗法，先找出产生惊恐的原因，通过表演充分暴露他所恐惧的事物，"脱"其对声音"过敏"的恐畏心理，逐渐地松弛其反应，最后完全抑制恐惧达到治疗效果。

张从正认为，"惊者，为自不知故也；恐者，自知也。平者常也，常见之必无惊"。以惊恐之法来治疗由惊恐所导致的惊悸症，是中医情志相胜理论的独具匠心的发挥。

从临床心理学的角度看，本症属于神经症中的"恐怖症"。在特定的心身状态下，本来无害或无关的体验，即盗贼的行径使妇人产生恐惧感，这种应激的负强化和泛化，使其惧怕任何声响。张氏用木棍敲击小桌，让患者长时间处在最恐惧的逼迫情境中，达到"移精变气"、改变内在旧情境的目的。这个患者很可能患了恐怖性精神病，名医的击鼓拍桌是一种逐步"脱敏"的行为疗法，类似这种"脱敏"的行为疗法，目前国外已广泛应用于治疗此类患者。

六、心理暗示

医学家吴瑭认为，治疗内伤七情之病时，医生要十分自信地给患者分析疾病的来龙去脉，在患者相信你的情况下，医者要采用心理暗示，边施术治疗，边用语言开导，这与现代治疗癔病的暗示疗法极为相似。

明代医生杨贲享治疗一位突发性视力障碍患者，曾用语言暗示，使患者不忧目而着意于股，从而导火下行，而使目疾愈。患者平日性情暴躁，自患眼疾后，心中忧愁，更加烦躁不安，病情越发加重。杨贲享对患者说："你眼睛的毛病算不了什么，我倒担心毒气从你腿上发出来呢。"患者听后，天天都关心大腿的变化，过了些时候眼睛的病竟然好了。事后，杨医生对他说："你心火上炎致视物不清，我说毒气恐怕会从大腿上发出来，定会转移你的注意力，从而使心火下降，不再烧伤眼神，而使目疾好转。"

祖国医学早在《黄帝内经》中就记载了运用暗示疗法的范例，如《素问·调经论》里说："按摩勿释，出针视之曰：'我将深之，适人必革，精气自伏，邪气散乱。'"意思是，医生要先在患者应针刺的地方不停的进行按摩，并拿出针来给患者看，口里说我将把针扎得很深，这样患者必然会集中注意力，使精气深伏于内，邪气散乱而外泄，从而提高针刺的疗效。

《古今图书集成·医部全录·医术名流列传》中有这样一则案例：李明甫是宋代医生，擅长针灸，用法灵活，并配合多种多样方法治疗。义乌县令患心痛病，李明甫称"虫"在肺下，只有用针刺才可达到。在针刺前先暗中喷洒冷水，县令猛惊，趁此机会，陡然进针，并大声说"虫"已刺死。以后此病就好了。其治疗关键不在刺"虫"而在刺"心"，意在暗示作用，解除疑心。

暗示的方法一般多采用语言，也可采用手势、表情或采用暗示性药物及其他暗号来进行。暗示与说服不同，它是通过言语使病者不经逻辑的思维和判断，直觉地接受医生灌输给自己的观念，其作用在于情绪方面，而说服的作用在于理智方面。在做暗示治疗时要特别注意：

第一，患者的受暗示性是各不相同的，这与患者的个性心理特点及高级神经活动特点密切有关，亦与年龄有关。患者的智力水平与文化程度在能否接受暗示方面并无决定性作用。

第二，施治前要取得患者充分的信任与合作。

第三，每一次施治过程应尽量取得成功。如不成功则会动摇患者的信心，影响患者对施治者的信任，这样如果再做第二次治疗，就会困难得多，成功的希望也就少得多。

七、随情从欲

随情从欲治疗法，又称顺水推舟法。用于因欲望得不到满足而导致的情志病症。对于合理的欲望，客观条件可以满足的，就应"顺情从欲"，使患者如愿随心，病情自然解除。

《景岳全书》中指出："若思郁不解而致病者，非得舒情愿遂，多难取效"。《医学正传》在论证乳腺癌的早期治疗时，在用药的同时强调情思如意，则可愈。古往今来许多临床案例也是如此。

明代外科名医陈事功曾治疗一女子，其身患瘰疬坚如硬石，发热兼咳，月水断绝，脉虚数无力。陈氏诊脉后，知其有心因，几经询问，才知该女子倾心于某男，但其父嫌他家贫而不许，该女子由此郁闷不乐，不久便身患此疾。陈氏便告其父曰："欲愈其疾，当先治心。"其父恍然大悟，遂许其婚事。婚后三月瘰疬之症大减，后用逍遥散等方药调治，病愈。古往今来，用此疗法治疗"相思病"而立显功效者不胜枚举。

人的一切活动，都是为了满足生理或心理的需要。物质决定精神，需求的满足与否会影响人的情绪与行为。必需的生活欲望不能得到满足不仅影响正常的生理活动，甚至导致精神神志的病变而出现失眠症。对其仅用劝说疏导、移情易性，甚至采取强行压制的办法是难以解除患者的疾苦的，只有当其生活的基本欲望得到满足时疾病才有可能治愈，所以在临床上如果遇到此类患者，在药物治疗无效的情况下，在不影响他人利益的前提下，最好的治疗办法就是满足患者的愿望，使其如愿随心，以促进疾病康复。

八、怡悦开怀

中医情志致病学说认为，七情内伤可致脏腑的功能失调，出现腹满、胀痛、呃逆、泄泻等症状。现代心理学则将笑视作一种愉快心境或轻松情绪的体现，对改善抑郁、焦虑、恐惧等情绪状态十分有益。对周围事物荒唐的认识和个人优越感的产生，便会带来心身的放松和快慰。近年来，国外的笑俱乐部生意红火，说明"笑疗"正越来越被现代人所青睐。

从现实生活中也可看出"人逢喜事精神爽，雨后青山分外明"。人在高兴、愉快、喜悦的时候，不论做什么事情都觉得称心如意；人在悲哀的时候，总是伤心流泪，感到心灰意冷，悲观绝望，看世界的一切都是死灰色。一个人的心情、情绪的好坏，同疾病的发生、发展和转归变化有着十分密切的关系。

人常说："天天不发愁，活到百岁头"；"笑一笑，少一少，恼一恼，老一老"；"笑多寿，哭多病"；"忧愁烦恼，使人易老"；"生气催人老，欢乐变年少"。古往今来，以笑治病的案例也是不胜枚举。

怡悦开怀，是中医常用的心理治疗方法之一。所以，古代很多医家认为，只有怡悦开怀，心情舒畅，情思如意，然后配合服药，方能取得良好的疗效。否则，心情不畅，情抑郁志，则草木无情，食药无功，服药再多，也收效甚微。

九、内观静养

内观静养疗法不仅为疾病的心理治疗所用，而且为大多中老年人养生所重视。这是一种让患者安神静志、清心少思的心理治疗方法。

从前人医案记载看，这种方法常用于慢性内伤杂病及某些身心疾

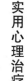

病，多与针药等治疗方法相配合应用。

《清代名医医案精华》中有一则案例：有一患者由于费心劳碌，风寒不节，遂致咳嗽吐痰，久则内伤。这个患者得了所说的虚劳症，经过好长时间，也没有治好。医生对患者说，此症长时间不能治愈的原因在于患者没有清心静养，只有根绝费心劳碌之事，没有一点杂念，再用药物配合治疗或许能够治好。这实则是一例内观静养与药物相互配合的综合治疗，然只凭方药，不用静养，恐也难取效。

现代医学应用的静默疗法与中医的内观静养疗法有相同之处。实际上古往今来，在许多国家里，人们对内观静养抱有极大的兴趣，都有利用内观静养治疗疾病和增强体质的记载。如印度的瑜珈等都是寓动于静，从生理上和心理上提高人体机能。

医学实验表明，通过静默的方法可以降低人的血压，并对高度发达的工业社会给人带来的各方面的压力有抵御作用。高血压容易引起心脏病突发，进行静默疗法，精神上的放松可以导致体内生理性的改变，脑电图中α波形的幅度和频率都有所增强，最明显的是心跳和呼吸频率变慢、肌肉紧张度和氧消耗下降、血脂下降。所有这些都表明，人体处于松弛状态有助于降低过高的血压，即能改善健康人的血压，而且只对高血压患者起作用。倘若每天能进行这样的练习，可使高血压患者得到治疗。

人们在日常生活中，由于种种原因会引起生理的反射性紧张激动的心绪，但是正如人们会发怒、兴奋一样，也应当使用内观静养这个生来就有的机制来改善这种状况。现代身心医学研究证明，内观静养，全身放松之后，精神上的放松可改变体内生化状态。心跳和呼吸变慢，肌肉紧张和耗氧量下降，同时血脂也因此而下降。

中医心理治疗趣闻选

一、古代心理治疗趣闻

"心病还需心药医"是我国流传已久的医学格言。心理治疗实际上是最早形成的治疗方式之一，在古代医学曾一度成为主导的治疗形式，它对人类的健康、医学的发展都起着重要的作用。随着针药手术的兴起，心理治疗在很长一段历史时间内只起着辅助治疗的作用。在高度文明的今天，科学突飞猛进地发展，医学科学也在不断地由医学模式向由生物—心理—社会医学模式转变，标志着医学科学向着新的高度发展，心理治疗必将会受到越来越多的重视，它的作用也更加重要。心理疗法在我国古代就已丰富多彩，不仅医家用以疗疾治病，文人墨客也操之驱疯赶痴，留下许多令人回味的范例。

1."清水煮石"得安康

记得相传有这么一个有趣的小故事，叫"傅山的药引子——煮不软的石头"，说的是李小牛入赘到粉莲家，小两口日子过得红红火火，堪称你恩我爱。一天，李小牛因在外受人奚落，回家跟自己媳妇发泄了几句。粉莲越想越伤心，抽泣了一夜后就病倒床上，全身无力，不思饮食，竟一卧不起。

这下急坏了丈夫，先后打听治疗之法，后听人指点，李小牛向清代名医傅青主求治。傅青主问清病情后笑道："这个病，不见患者也能治，只是眼下药不齐，不过你可先把药引子准备好。你回家的路上，有条石沟，你走到石沟中间，然后往右走七步，那里有一个鸡蛋大的黑石头，你把石蛋捡回去，先武火后文火煎熬，随时添加水，不能停火，也不能离人，直到石头煮软了，就来我这里取药。"

李小牛按照傅先生的嘱咐，果然找到了黑石蛋，心里真是欢喜若狂："人说傅先生通神，果然名不虚传。"他回家便日夜煮个不停，眼睛熬得通红，却也毫无倦意。粉莲见此情景，心中十分感激，不禁转恨为爱。她心疼丈夫，主动下床代小牛煮石蛋，并让小牛去问问傅先生多久才能将石头煮软。

傅青主听完李小牛的叙说，笑着对李小牛说："你回去吧，她的病已经好了。"李小牛迷惑不解，傅先生解释说："你媳妇的病在一个'气'字上，由于你为她的病尽心尽力，气由你身上起也由你身上消了。"这正是："看似荒唐不荒唐，其中自有秘密藏。石头虽然煮不软，以情胜情得安康。"

此文根据《续名医类案》所记病案改写，虽说带有一定的文学色彩，但其中蕴含着一定的医学心理治疗的方法与技巧。李小牛媳妇的病由李小牛而起，最后由李小牛而愈，说明"心病还得心药医，解铃还得系铃人"。此案的具体治疗方法不一定适合现今的心理治疗，但对现在此类情志病症的治疗具有一定的启发作用。

2."闭目聚神"疗眼疾

读书是很苦的一件事，用眼过度可造成近视，就是中医所说的能近怯远症，心理治疗方法古人早有论述。

《普济本事方·眼目头面口齿鼻舌唇耳》中有这样的记载：读书确实是很辛苦的，容易耗散肝血使视力受到损害。晋代范宁就因此而得了眼病，病后向张湛求治。张湛风趣地说，首先应当减少看书；第二要减少思虑烦扰；第三要专心内省；第四要减少视力的负担；第五要早晨晚起床；第六要早睡觉。以上六点如果比喻成六味药物，煎药的火就是精神的专注认真，以"气"为"筛子"剔除杂念，积累气于胸中，七天后纳入心中。静心息养一年，这样近处能够数清眼睫毛，远处能够看清一尺长鞭子的尖梢，长期坚持还能够穿透墙壁看到墙外的东西。这方法不仅可以明目，而且可以延年益寿，审慎地讲，这样调理虽然并非一本正经地处方用药，但对此病却算一剂奇效良方。

读书损目，久视伤目。闭目调养是其具体的治疗方法，宋代医家许叔微看似列出了心理疗养的六个方面，实则是治疗眼疾的六味心理良药，其中心思想是闭目聚神养其心。

3."以怒胜思"治抑郁

《吕氏春秋·至忠》中有这么一则故事：公元前280年，齐闵王患了忧虑病，整日闷闷不乐，沉默寡言，常无故叹气，经许多名医治疗不见好转。齐王听说宋国有一位名医叫文挚，医术高明，就派人前往宋国请文挚医治。文挚到后，详细询问和诊查了齐王的病情后退下。太子问："父王的病有治好的希望吗？"文挚回答："齐王的病我是能治好的。但是齐王的病治好后，必然要杀死我文挚的。"太子吃惊地问："这是什么缘故？"文挚说："齐王的病必须用激怒的方法治疗，否则是无法治好的。我如果激怒了齐王，我的性命也难保了。"太子急得不得了，向文挚叩头恳求着说："如果先生能治好父王的病，我和母亲拼死也要保住你。父王平时最听我和母亲的话，先生不必顾虑，放心地治吧。""那就好，我就把这条命送给齐王了。"文挚便答应了太子。

文挚与太子约好看病时间，第一次文挚未去；又约定第二次，文挚也失约；连续失约三次，齐王非常恼怒，痛哭不已。有一天文挚终于来了，连礼也不行就走到病床前，不将鞋脱下就上床，还踩着齐王的衣服问病，气得齐王咬牙切齿，不答理文挚。文挚"得寸进尺"，用粗话激怒齐王，齐王再也按捺不住了，从病床上翻身起来大骂不休，此后齐王的忧虑症就痊愈了。齐王病愈后怒气未消，派人捉来文挚，准备把他放在烹杀犯人的锅中活活煮死。太子和王后得了消息，急忙赶来解释，请求齐王宽赦，齐王不听，还是叫卫士将文挚投入锅中，活活煮死。

本案用的是用激发患者的怒气作为医疗手段取得疗效的典型案例。文挚抓住了富贵者易自尊且易多怒的特点，不断采用不近情理的做事方法以激怒患者，达到治愈疾病的目的。从以上案例可以看出古代的心理治疗方法确实丰富多彩。

4."高声朗读"祛目疾

《四川医林人物载》中记述了一则郁病怒激之病例：青龙桥有位姓王的儒生得了一种怪病，喜欢独居暗室，不能接受灯光，更不能见阳光，偶尔走出暗室，病情便更加严重，遍寻名医，屡治无效。一天，名医李建昂经过青龙桥，家人忙请李医生前来替患者诊治。

李医生诊毕，并不给患者处方开药，却向家人索取这位王儒生过去所作的文章，接过文章就朗读起来，故意读错，而且读的声音很高，有意让王儒生听见。王儒生在暗室内听见有人乱读他的文章，大声斥责："读者何人？"李医生读的声音更高。王儒生气愤至极，忘记了畏明的怪习惯，从暗室中跑出来，接过文章就灯而坐，用手指着文章的字句质问李建昂医生："你不解句读，为何在此高声喧闹？"王儒生经过这一激怒，郁闷得泄，怪病痊愈。

王姓儒生由于长期思虑不解，气结成疾而生怪病。李氏依据心病心医之法逆其所欲，以怒相激使病痊愈。其治疗之所以能取得好的疗效，主要得益于李氏对王姓儒生的了解。李氏熟悉儒生之个性，知其平生之善恶，采用了较为得当的治疗方法，所以取得了好的效果。由此说明，心理治疗要临症而定，随机应变。

5."诈病行诈"医假病之一

明朝名医张景岳与几位朋友外出旅游，住在榆关客寓中。一天，有人请他去看一位患"急症"的妇女。只见这位妇女口吐白沫，僵卧在地上。用手触诊，口鼻皆冷，气息如绝，而脉象和缓，与"病情"不相适应。

根据脉象不属病态，张景岳思索片刻判断为诈病。诈病就要诈医。张景岳在患者身边大声说："这个人的病很严重，也很危险，要用火攻。要用大壮艾绒灸眉心、人中和小腹等处，否则性命难保。我的住处有艾绒，可速去取来。"张景岳接着又说："且慢，我随身带有丸药，患者如能咽下，咽后有声息，就不必用火攻；如果口不能咽，或咽后无反应，就要用艾绒火攻。"那位患病的妇女听了张景岳的话，生怕艾绒灸烧体，药到口边立即咽下，随之声出体动。原来这位妇女是装病。

张景岳主要依据脉象的常变、疾病的起因、发病的经过、诊时的体态等方面进行辨析，换句话说，审查其自知力如何、情感反应正常否、躯体病的真假。张景岳对这位患者的治疗用了两步：第一步是用适当方式让患者心里明白医生知道她是装病；第二步行诈治病，先叫她服"药"并大声说："这个病太重，必须在面部大艾重灸，但要这样做又得毁花容，先吞下达颊'药'丸，若咽下后出声则可以有救，否则必大艾重灸。"诈病者心中明白，在吞"药"时便发出声音，缓解了这个僵局，"病"便可痊愈。当然，诈病的动机是多种多样的，形式可以五花八门，今天更为复杂，但张景岳之举仍是极有现实意义的。

6."诈病行诈"医假病之二

清代名医范文甫，人称医林怪杰，不但治病有方，而且治假病更有诀窍。戴某之妻，平素心胸狭窄，常因一些琐碎小事生闷气，且记仇心甚强。一日，戴某匆匆忙忙地来到范医生寓所，称其妻突然患重病，卧床不起，不食不语，要求速去急救。范医生立即随病家前往，经过望形色、查病情、切脉象、观舌苔等细心诊断，一切正常。根据病妇的性格特点，范医生确诊她是装病，他走到戴妻床前，故作惊骇之状说："你病情很危重，重到连药物都快无法医治的程度了，现在配方取药已来不及了，必须速取粪缸中的陈汁，煎上一大碗灌服，事不宜迟，迟则难以挽救。"说完扬长而去。回到寓所，范医生笑着对他的学生说："今日出诊，看到一位装病的妇人，给她开了一剂灵丹妙药，我走后她一定会立即起床大骂，今后她再也不会装病了。"次日，果闻戴某的妻子在医生离开后便从床上跳起，破口大骂而愈。范医生对学生说："诊脉须细心体验，处方要周密考虑，不可胆小，也不可大意，勿因重病而退缩，这样才能治好患者。"

诈病就是假病、装病。对诈病历代医家多用顺势利导的方法。诈病是患者假病、装病，虽然一看病情甚重，但毕竟露有破绽，医生治疗诈病也是因其假而假之。古代医家有言，"唯借其欺而反欺之，则真情自露，而假病自廖"，这叫"以诈治诈法"。

诈病多出现在争风吃醋、欺诈吓人、撒娇争宠、嫉妒之间、怒泻之后、悲伤之余，诈病者常僵仆倒地，口吐白沫，气息难见，作疾病危重之状。

7. "巧设妙计" 治失音

曾经有一位患者突然声音变哑，不能说话，自从得了这种怪病之后，经过很多医生治疗，吃了很多药均不见效，始终不能说话。两个月过去了，病情毫无好转。家人都为他着急、焦虑。

据人介绍，有一位无名老中医能治此病，全家欣喜若狂，赶忙请到家来。这位老中医声称自有妙法治好此病，但必须把门窗紧闭，挂上几层厚布帘子，把室内变得暗暗的。家人按照老中医的要求布置好了。老中医郑重其事地对患者说，只要你听我的话，此刻就可以说话。患者点头表示同意。老中医带领患者在室内来回走动，叫患者时刻注意自己的咽喉，走一步咽一口唾液。走动几圈之后，老中医突然问患者："能说话了吗？"患者也高声回答道："还是说不出。"从此怪病治好了。

中医心理治疗方法多种多样，此案是计谋在心理治疗上应用的典型，医者在确诊患者为心因性失音的基础上，没有采用一般的治疗方法，而是采用高超的计谋突然发问，使患者在无意之中病得以痊愈。

8. "设计巧治" 奇难症

有一富翁得了怪病，自感脚无力，行走要人扶持或者必须手持重物才能缓缓移步。请许多名医治疗，均不见效，后才让人抬到程钟龄医寓求治。

程钟龄了解病情后，特意在患者房里做了一番布置。他告诉患者，这是他的古董收藏室，然后一件一件地介绍，最后特别指着患者椅旁的大瓷瓶说："这瓶是家传之宝，已是世间罕见、千金不易之品了。"

程钟龄吩咐患者暂不服药，在室中静养，旁人未经他的允许一概不得入室。患者在室中闷坐了两天，无人陪伴，连程钟龄也难得见到一面，憋得心慌，决定出去走走，环顾室内除大瓷瓶外，别无倚仗之物，于是小心翼翼地抱瓶而走。岂知程钟龄在旁窥视已久，待患者抱瓶欲走时，突然闯入室内猛喝道："真是为富不仁，你竟敢偷我宝瓶！"患者一惊，手一松，"当"的一声，瓷瓶摔得粉碎。患者大惊失色，垂首呆立……

程钟龄见患者不靠支持物已能站立，随即拉着患者的手说："走，随我来！"那富翁竟跟在后面起步而行，走出室外……多年顽疾霍然而愈。

程钟龄这才告诉患者瓷瓶等古董并非稀世之宝，这一切皆是为解除他心理上的压力而设的计谋。

中医心理治疗的方法多种多样，采用什么样的方法要因人、因时、根据患者的特点而定，本例医案就是医生在确诊患者为癔病性瘫痪的基础上运用计谋，使患者在无意之中得到治疗。

9．"眼病心治"胜良药

《历代中医心理疗法验案类编》中有一则案例：一富贵之人患了眼疾，患者双目通红，眼泪直淌，神情十分忧虑，前求叶天士医生诊治。叶天士经过详诊细察，询问了起病经过后说："依我看，你这眼病只需几贴药便能好了，只是你两只脚心七天后长出恶疮，那倒是关乎性命的！"患者大惊，恳求治疮。于是叶天士告诉他："惟有一法，你当按法而行，每天晨起睡前用手搓足心三百六十次，一次不能少，如此坚持方能渡过难关。"

患者很相信名医叶天士的话，便诚心诚意地去搓脚心，七天过去了，脚心不但没长出恶疮，而且眼病也不知不觉地好了，精神显得十分轻松。患者前去向医生道谢，叶天士笑着告诉他："你的眼病是因为忧虑所致，我告诉你脚心要长恶疮并教你搓脚心的方法，不外乎是要让你分心，不要老记挂着忧虑的事，况且搓脚心本身也有降火宁神、补肾强身的作用，所以你心病自愈，眼病也就好了。"

富贵之人性当骄贵，言轻恐作耳旁风，故叶天士危言以死，使得患者自觉遵循医嘱。对此目疾，叶天士的治法也极妙，对迫在眉睫的目疾轻描淡写，却反将患者注意中心引向足心。这样做，一来为了转移患者对病位的过度关注；二来蕴含了中医上病下治之理，因足心乃肾经涌泉穴之所在，对治疗目赤肿痛有良好的治疗效果。

10."顾羞治病"出奇才

我国古代名医就有利用人类顾羞的本能治疗一些怪病，效果很好。《古代图书集成·医部全录·医术名流列传》中记载了两则顾羞治病的故事，读之颇有趣味。

明代医家俞用古治一女子因打呵欠两手上举不能放下的怪病时，假装用艾炷患者丹田穴，即关元穴，脐下三寸腹正中线上，令其解其裙带，女子惊护之，两手随下，即愈。

明代名医张凯善于治疗疑难怪病，方法灵活。有一女子打呵欠，两臂上举后放不下来。面对这种怪病，医生们一筹莫展。名医张凯分两个步骤为其治疗：第一步，先叫女患者的母亲在内室脱去女儿的衣服；第二步，扬言医生要进屋。女子顾羞，马上用手遮护自己下身，双手复原，举动灵活了。

第一个案例是因为先打呵欠手上举后而不能放下。明代医家俞用古利用女性害羞本能，采用了计谋权诈的心理疗法，假装要解裙带灸丹田，患者于是惊慌起来，不自觉地用手遮护身体，急而生变，手便能放下。这种治疗，方法简便、迅速。第二个案例与第一个有相同之处，但治疗方法不同，但都取得了较好的治疗效果。以上两上案例实际上同属癔病的一种。

这两则案例主要是医生利用了患者的心理定势，所谓心理定势是指一定心理活动的准备状态，它可以影响或决定同类后继心理活动的趋势或形成。两案中女顾羞的心理便是一种心理定势，一旦启动必然会产生顾羞的本能反应，从而调动起患者的部分潜能，使因欠伸而不能放下的手臂得以放下。

11."怒喜交替"治相思

《古今图书集成·医部全录·医术名沈列传》中有这样一则案例：女子患病不思饮食，脸朝着北面躺卧将近半年，医生表示已尽其所能没有办法治疗。朱震亨诊脉后说："这是思念情人，不能相会，气聚结在脾的缘故。"经了解患者的未婚夫离家已有五年。朱震亨对病者的父亲说："这病只有怒气可以解，因为怒气是向上搏击之气，在五行中属木，木能克土，所以怒气能够冲散郁结在脾土中的气，现在应当触动她发怒。"她父亲认为不能这样做，朱震亨只好自己冲进屋打了患者三耳光，斥责她不应当有不安分的思想，女子受到莫须有的意外伤辱，号叫哭泣大发雷霆，怒气消后便能吃东西了。朱震亨又悄悄对其父亲说："思念之心虽然暂时缓解，还必须让她高兴，才能使气不再结聚。"于是虚哄她未婚夫有信，不久就要回来。过了三个月，未婚夫果然回来，该女子病也就不再发了。

一女子因思念外出的未婚夫，忠贞于自己的情人，郁思伤脾而病，朱震亨根据脉象，运用五行相克原理，以怒胜思的情志相胜疗法，先逆其意，强加其罪，体罚其身，激之盛怒，以解其思；而后又顺其心，诈称其未婚夫有信言归，患者高兴，气不再结，心愿得到满足，思念之病暂得其解。第一次用激发怒气暂时治疗作权宜之计，以后未婚夫回来欣喜高兴为治本之法。从这个治疗过程可以看到朱震亨掌握喜与怒之用、否定与肯定之策、紧张与松弛之变，将阴阳两极、喜怒反复的原则运用于治疗是成功的，而且水平很高。

12."医者开导"治顽疾

《古今医案按·颠狂》中记录了这么一则案例：有一位患者由于家庭贫寒生活难以维持而病，整天不思饮食，抑郁不语，见人低头。后来求治于当地的某一名医，该医生了解到其患病的原因后，认为只有满足患者的求财心理，疾病才有治愈的希望，遂让人假装要给予其钱财。患者得到这个消息后，精神明显好转，心愿达到，后来疾病很快痊愈。医者指出这是一时的治疗办法，关键还是要给以正确言语开导，否则其一旦知道内情，疾病必然反复。

言语开导治疗，是心理治疗一种基本的方法，关键就在于医生如何运用。运用得当，可收到立竿见影的疗效；运用不得当，疾病就是"好了"也会再次复发。此案患者苦于穷困，日久成疾。一时钱财从天而降，自然高兴，所苦之事一时得到"满足"，疾病暂时"好转"。但这只是一时作戏，病因并未根除，一旦事情真相暴露，患者还会旧病复发。并不是说运用方法不对，而是治疗进行得不彻底，没有正确掌握标本之用，诡诈之计只治其标而未治其本。如果能够在此基础上再加以好言开导，就能使患者明达事理，解除病本。

13."饥寒移性"疗健忘

《列子·周穆王》中有这么一个故事：宋阳里华子中年以后得了健忘症，早晨的事晚上就忘记了，晚上的事第二天早晨就忘了，在路途中忘记了行走，在家中忘记了坐卧，今天不知以前的事情，明天不知今天的事情。全家人甚为苦恼，请史家占卦不应，请巫师祈祷无用，请医生用药攻之无效。

鲁国有一个读书人自荐能治好这种病。里华子的妻子用财产的一半求他治疗。读书人说："这病本来就不是占卦、祈祷所能见效和药攻所能治疗的，我想先改变他的心境，转化他的思虑，或许可以治愈。"于是就让他尝试裸露之苦而求衣冠，让他挨饿受渴而寻求饮食，让他居处黑暗环境而求光明。照此做后，读书人高兴地告诉他妻子说，病可以治好了，但我的方法要保密，不要告诉别人，请避开其他人，让我单独和患者住七天。里华子的妻子答应了，没有人知道他是怎么治疗的，然而多年的疾病从此消除。

宋阳里华子有严重健忘症，通过占卜、祈祷、药物等治疗效果均不佳，鲁国一儒生自荐治疗，采取剥夺患者穿衣、饮食等基本生活条件，使其心理上的疾病转移到躯体的需要上去，从而起到了疗疾的目的，此种治疗方法确有独到之处。虽说现代治疗不可能使用本法，但心理疾病转移到躯体的治疗思想在临床上仍有一定的指导意义。

14."以恐胜喜"治疯癫

《儒林外史》中有一个范进中举的故事，故事的原文如下：范进三两步走进屋里来，见中间报帖已经升挂起来，上写道："捷报贵府老爷范讳（旧时表示尊敬）高中广东乡试第七名亚元。京报连登黄甲。"

范进不看便罢，看了一遍，又念一遍，自己把两手拍了一下，笑了一声，道："噫，好了，我中了！"说着，往后一跤跌倒，牙关紧闭，不省人事。老太太慌了，慌将几口开水灌了过来。他爬起来，又拍着手大笑道："噫，好了，我中了！"笑着，不由分说，就往门外飞跑，把报录人和邻居都吓了一跳。走出大门不多路，一脚踹在塘里，挣起来，头发都跌散了，两手黄泥，淋淋漓漓一身的水。众人拉他不住，拍着笑着，一直走到集上去了。众人大眼望小眼一齐道："原来新贵人欢喜疯了。"

范进的丈人胡屠户来到集上，见范进正在一个庙门口站着，散着头发，满脸污泥，鞋都跑掉了一只，只管拍着掌，口里叫道："中了！中了！"胡屠户凶神似的走到跟前，说道："该死的畜生！你中了什么？"一个嘴巴打将去。……范进因这一嘴巴，却也打晕了，昏倒于地。众邻居一齐上前，替他抹胸口，捶背心。半日，渐渐喘息过来，眼睛明亮，不疯了。

范进中举是脍炙人口的心理治疗故事。它出于清代吴敬梓《儒林外史》第三回"周学道校士拔真才，胡屠户行凶闹捷报"。五十四岁的范进一心追求功名利禄，侥幸中举高兴得发狂发疯。从病机上看，过喜伤心，气机紊乱，痰湿上涌，痰迷心窍。他平时惧怕的老丈人胡屠户凶神恶煞地一巴掌打去，恐则气下，是病机反方向的一种否定，有利于涌痰清心。此例虽属小说，仍有所教益。

15.巧使"离间"治抑郁

《续名医类案·郁症》中有这么一则案例：很早以前，在京城外边住着一户人家，母女两个相依为命，女儿深深疼爱母亲。后来母亲得了重病，不治而亡，这对女儿是很大的打击。女儿由于过度悲痛，患了抑郁病。其丈夫非常着急，请了几名医生为她治疗，服药半年无效。后请名医韩世良来治。韩医生了解情况后对其丈夫说："你妻子因思念过度而患病，吃药是治不好的，应当以调情术进行治疗。"丈夫同意了，随即派人用金钱买通一巫婆。巫婆装神弄鬼，说是其母附体，告诉其女："她的死是由于其女所克，永远与你是仇家。"女儿听了"母亲"的话，好像一盆凉水浇到头上，非常伤心生气，大怒道："我因为思念母亲才得此病，母亲反而害我，真是好心不得好报，再也不思念母亲了。"后来病自然也就痊愈了。

应当指出，本案肯定的是医理，但所采取的手段是不足为信的，借助迷信之举伤害母女亲情是违反伦理的。母女情深本是常情，但任何事物一过度就变质。本案该女思母过度，诸病丛生，用药无效。心病还须心来医。韩世良根据怒胜思的原理，借助于患者平日所相信的巫婆，假作巫语激怒患者，离间母女关系。变爱为恨，变恩成仇，思虑纠结就被新产生的怒气所冲破而得以纠正，病遂愈。

16. "以怒逐瘀" 救郡守

华佗是我国东汉杰出的医学家。人们知道他不但精于外科手术，而且擅长于心理治疗。《华佗传》中就记载了一例这样的故事：有一郡守患病，内有淤血，华佗认为让其大怒则可除去淤血治好他的病，而最好的办法就是心理治疗。于是华佗接受了郡守许多钱财，而不治疗，在没有任何结果的情况下就离开了郡守，并且留下一封信痛骂郡守。郡守果然气急败坏，大怒不止，令人追杀华佗。郡守的儿子知道这件事的真相，嘱咐下属不要追杀。结果，郡守由于大怒吐出了淤血而痊愈。

本案采用的是"以怒逐瘀"的心理疗法。华佗掌握了权贵者多自尊、易于激怒的心理特点，留下书信痛骂了郡守一通，大大激怒了他，使其"怒则气上"，血随气逆，吐出了淤血而病愈。

17. "十年笑病" 一朝除

《续名医类案·哭笑》篇中收集了邱汝诚的这样一则医案：有一农家，因儿子中举，连连高升，喜气过盛，导致父亲出现笑病。刚开始时为间断发作，到了后来日笑不止，历经十年，形成顽固之疾。儿子向医生求教治疗办法，后儿子受医生的指点向父亲假报自己已死的死讯，让父亲将喜变悲，扭转了病势。待笑病治愈后，又写信说明儿子已经救活。

本案病者因儿子中举，喜气过盛，导致笑病，历十年，形成顽固之疾。儿子受医生指点向父亲假报死讯将喜变悲，扭转了病势。这是因为喜则气缓，过喜则气散，制造假悲，其气却内收而病得治。待笑病遏止后，又写信说明儿子已经救活，这是很有分寸的。因为情绪波动的人，又可以从喜转为悲伤，导致到另一个极端的情志病。可以说这是情志相胜治疗的一个范例。

18. "蛇影致病"，再宴释疑

《晋书·乐广传》中记载有这么一个故事：有一天，乐广将军宴请宾客，大厅中烛光交错，众宾客猜拳行令，饮酒举杯，热闹非凡。一位客人正举杯痛饮，无意中发现酒杯中似乎有一条小蛇在游动，活灵活现。因碍于众客人情面，硬着头皮勉强饮下这杯"蛇酒"。从此以后，忧心忡忡，疑惧横生，总觉得蛇在腹中蠢蠢欲动，整天愁眉不展，恶心呕吐，以至卧床不起。

乐广将军得知这位客人病了，反复思考，这病是怎么得的呢？终于回忆起墙上挂着一张弓，猜测客人所谓的吃了"蛇酒"，很可能是那张弓倒映于杯中之影。乐广既是良将，又是"良医"。一没给客人求医施药，二没给他求仙拜佛，而是重新把客人请到大厅，再设宴席。这次，对客人的座位、杯盏一如以前那次宴席安排放置。当酒斟满杯时，挂在墙上的那张蛇形弯弓的影子，又再次落入客人的杯中，杯中游动的"小蛇"与以前一模一样。客人重见此景，虽惊魂又起，但经乐广一番解释而事已了然。积虑多日的疑团顿时解开，病也霍然而愈。

这就是千古流传的"杯弓蛇影"的典故，也是中医心理治疗的生动事例，充分说明所谓"心病还须心药医"、"解铃还需系铃人"的道理。此例患者病愈的关键是解除了患者的疑惑，所以患者病才痊愈。现实生活中这样的事例不在少数，生活中就有病者多疑之说，一个人患了某种疾病后，容易产生各种各样的怀疑和猜疑，或小病疑大，或久病疑死，或轻病凝重，结果身体真的疑出了一场大病，所以对于此类患者的心理治疗尤为必要，治疗的关键是解除疑惑。

19. 书写"死"字能救命

原辑于《古今图书集成·医部全录》，原作者介绍了某人自述在病中的心理疗法——以手指在胸前写死字，平息思虑，获得静心疗养，胜于服药。原文的大意是：过去有个人说，只要得病卧床，自己

附篇：实用心理治疗方法和趣闻

179

就常在胸前不时地用手写着"死"字，这样一切思虑都消除了，心情得到了安静，就胜过服药。这的确是治病的无上妙方。因为得病后不谨慎，那么死亡就会到来，懂得这个道理的人必定能够清心克制自己，凡是有什么情况都百般小心对待，病就能够痊愈，不然的话，虽然有良方好药也无济于事。世上有些人得了病还纵情任性而自我摧残，还有一些人自己心理很怕死而又怕别人知道，讳忌而不说，或者病已经很严重了还强装作轻松的样子欺骗别人。

乐生拒死原是一切生物的本能，原作者为什么说"不知畏死"？用今天的话来说这是指那些不明事理、不知死活的人。真正懂道理的人既不会怕死，也不会对死不当一回事，而是实事求是、用理智控制感情，谨慎小心。病了，就只有集中心力，调动一切积极因素与疾病做斗争，随时保持严肃认真态度，排除一切不利于治病的杂念。用手指在胸前写"死"字，其目的是保持清醒的头脑，专心治病，这有利于中断疾病与郁思间的恶性循环。此即抑情顺理治疗的一法。应该着重指出的是，抑情顺理的中心在顺理，此种"置于死地而后生"的做法很超然，有识之士才能做到，如果不能真正懂得死生之理，带着怕死的心情去在胸前写死字，那就会走向反面，变成催命符了。

20."惊恐收舌"显奇效

《名医类案·舌》中记述了这么一则医案：有一大龄产妇临产时精神过于紧张，担心出现难产，后来在生产时该产妇因紧张、分娩用力过度而舌出不能收。当时许多医生都没有办法，无法下药，医生及患者家人十分着急。有一位御医想出巧妙办法，一是用朱砂敷在患者舌头上，以镇心火。二是嘱产妇仍当作在分娩一样，放松精神。布置好后，突然在隔壁制造惊恐之声，利用恐则气下的原理，患者一惊，故舌应声而收。

古代医家认为舌乃心之苗，此因难产而惊，心火不宁，故舌因用力而出也。令以朱砂镇其心火，又使其闻异声以恐吓，最后患者在惊恐之下疾病得到痊愈。其方法独特，疗效迅速。中医学有"恐则气下"之说，故以恐胜之也。现在看来，该病治愈的关键是患者的注意力得到了转移。

21."趣谈泄止"疗腹泻

《儒门事亲》中记载了治疗方法，译文为：过去听说过山东的杨先生治疗府主腹泻不止的病的事，杨开始没有给患者看病，而是和大家谈论日月星辰等天文现象，接着又讲到风云雷雨等气候变化。一谈就是很长时间，从早上一直谈到下午。患者在旁边听着，"忘却"了腹泻，这样病也就好了。杨先生曾经说过："治疗腹泻不止的患者，要先了解他爱好什么，如果喜欢下棋就和他对弈，如果喜欢音乐就吹笙笛给他听，关键在于要吸引住他，不要中断。"

杨先生对此类患者的心理治疗主要是根据患者的爱好，迎合患者的兴趣，谈论日月星辰、风雨雷电、山川景色，患者因为杨先生的不绝于口逐步转移了注意力，以至忘记了自己所患的病，达到了心理治疗的效果。

如果以现在观点看，这是对肠功能紊乱的患者成功地采用了一种行为治疗。案后还总结如何投其所好而转移患者对病痛注意的经验，看来杨先生于此案非偶然之举，已形成了一种独具匠心的心理治疗方法。

22.歌舞逗笑，患者翻身

《医术名流列传·徐迪》中有一则故事：明朝的时候，江南有一对张姓的夫妻以农为生。一天，邻居家几头猪跑到张家地里把刚栽上的薯秧全拱了出来。张妻见此状况非常生气，大骂道："这是谁家养的猪？难道你们不是吃粮食长大的，为什么不管好自己的猪，祸害人家的庄稼不得好死。"说着并手执木棍向猪身上打去。她这一闹腾，猪都赶跑了。回到家里，她胸中闷气未消，后来竟病倒了。不知什么原因，她在床上只能侧身躺着，不能翻身转动，十分痛苦。

妻子病倒在床，丈夫很着急，遂带妻子前往求医。当时的名医徐先生切过脉、问过病情后，认为：治疗此妇之病，必须以"喜"攻其"怒"，要以意疗为主。于是徐医生让其丈夫立即到商店买两套红绿颜色的大号女人服装，头上戴上大花两朵。丈夫不解地问医生："吾妻身材矮小，买大号衣服可不能穿呀？"徐医生解释说："请不要着急，到明天你就明白了。"丈夫遵照医生的吩咐，把买回的东西及时交给了医生。第二天早饭后，徐医生穿上女人服装，一摇一摆地走到患者床前。他一面唱歌一面跳舞，尽管音不成调、步伐无节，但却能逗人发笑。患者看了先是嘲笑，随着歌声的起伏和舞步的转动，内心不时地发出大笑，她慢慢地忘了病痛，不知不觉地将身子左右转动，终于自己翻过身来，疾病痊愈。

以上医案说明笑能治病，笑疗是历代医家实践的总结，尤其是对于情志病症的治疗，古代医家在此方面有丰富的临床经验。从现代医学研究来看，经常讲笑话，说说幽默趣事，听听诙谐的语言，看看滑稽的表演，常能促发喜悦心情。由于笑既可使人体的脸、膈、胸、腹、心、肺甚至肝脏都能得到短暂的运动，又能刺激大脑令人兴奋，可以减轻内脏、肌肉和关节的疼痛及不适，所以笑能疗疾，这也可能是名医徐迪治疗能取得疗效的原因。

23."激怒泄毒"，患者痊愈

《辽史·耶律敌鲁传》第三十八回中记述了这么一则医案：耶律敌鲁精通医学，观察形体面色就可以知道疾病发生的原因，即使不切脉问诊也能够收到完满功效。统和初期被大丞相韩德让所推荐，官位升到节度使。当初，枢密使耶律斜轸的妻子得了病，积久难愈，换了好几个医生都没有治好。耶律敌鲁看了病后说："这是心中蓄积有热，不是药物能够治好的，应当采用心理治疗，因为患者耳聋，需要用强烈噪音使患者不堪忍受而发狂，从而泄除毒邪，病就可好。"于是叫人在患者面前使劲敲打行军作战用的钲和鼓，到第二天患者果然发怒，叫喊怒骂，直到力尽才停止，病从此而愈。他的治疗方法多为此类，人们不能够揣测。耶律敌鲁寿80岁。

此案原记于《辽史》，共116卷，时间从公元916年到1215年，是古代契丹族医生耶律敌鲁的一个心理治疗医案。对心有蓄热不用药疗用"意疗"，布置行军的钲鼓，造成令人难耐的噪音激怒患者发狂，从而泄出心中蓄热病就好了。这是符合"阳极而阴"原理的。他治疗方法多是这类，可能与古代北方少数民族好斗粗犷、直率爽快的民族性格有关。这种治疗类似西方称的原始疗法，激惹患者，使患者叫喊打闹狂呼怒骂，这样发泄心中之气而治病。

24."假借针药"疗心病

《北梦琐言》中记载唐朝京城名医吴元颃一医案：有一妇女在吃东西时误食吞下一虫，心中经常有疑虑，由于这件事，这位妇女患了病，用了许多治疗方法也不显效。求治于京城名医吴元颃，元颃了解了其患病的原因，让患者的乳母拿一盘子，提前放入一虫，然后在密室之中让患者服下吐泻之药，让患者吐入盘中，随后让患者看"吐"入盘中的虫子。患者随后病愈，其乳母也为其永保秘密。

心理治疗中运用药物治疗有数种情况，其中一种是假借针药疗心病，药物在治病过程中实际上只是一个幌子，虽然可产生呕吐、泻泄，但主要不是吐泻本身的作用，而是暗示的作用。

古人常用吐、泻药来治疗疑心自己食虫之类的疑心病，这种人疑心很重，而且意识十分顽固，很难听从医生的规劝、开导，只好借用吐药或泻药，制造假象，使患者认为"虫"随吐泻物而出，疑心解除，情绪松弛，疾病便立即好转。

25."割草"治郁

《新修南充县志·方技》中有这样一则病案：有一个富家，有一男一女，父母重男轻女，对男孩百依百顺，对女孩漠不关心，挨批评打骂的总是女孩。时间长了，少女孤僻，不愿见人，胆小怕事，其父母才认识到了问题的严重性。后来求助于当地有名的医生肖文鉴来诊治，肖医生了解病情后认为，女孩不是脏腑疾病，而是心理疾患，性格出了问题。于是医生给她楝子大的药丸，每天早晨服药一丸。并叫她同大家一道到菜园里去锄草，每天要割草两捆。她初去时不太适应，时间长了，就习以为常了。这样过了一百天，再配合药物治疗，身体就逐渐强壮起来，面色也变得光彩润泽，疾病便得到了痊愈。

此医案中的医生在药物治疗的基础上，根据患者的具体情况、精神状态，让患者与大家一起参加除草劳动，患者由于刚开始有心理障碍，不习惯参加，后来慢慢地也就习惯了，改变了患者的孤独环境和抑郁心境，增加了生活的乐趣，患者的郁症在这样的治疗中也就随之而愈了。可见劳动、工作是疏导情绪的重要方法之一，正确地使用有利于患者的康复。这种疗法就是中医所说的易性疗法，即现在讲的工娱疗法。

26."参禅"消恐

《续名医类案》中载有一案例：有一个人叫沈君鱼，患了恐死症，到处寻医问药，寻求长生不老之方，但是病情总是不见减轻。一日，请医生卢不远诊治。卢一边开方给药，一边正面说理开导解释，沈君鱼的思想负担略有减轻。但是第二天一早，沈又去找卢说，卜卦者说我十日当死，心中更加恐惧，以致不敢独睡。卢就先将其"留宿斋中，大壮其胆"。接着，又带他到青山丛中的寺庙里请古禅大师讲授"性命之源"的知识，当他明白人为什么有生有死的道理时，思想安定了，恐惧心理消除了，精神振奋，病也就不药而愈。

本案记载了卢不远对沈君鱼的恐死病采取心理治疗的三个步骤：首先"导谕万言"，以明其理，初见疗效；其次，让患者留住其家以壮其胆，又破卜卦将死的虚无之言，并根据事实分析了恐惧产生的心理病机；最后介绍佛学生死观以解除恐惧心理而病愈。本案是运用中医情志学说的典范，即恐则气下，气下而散归肾水；思则气结，气聚而定属肺土。用五行相克之理，土克水，思胜恐而病愈。

此案治疗过程近似于现代精神病学的支持疗法，即面对着患者恐死心理，直接给予以精神方面的支持和帮助。支持的方法主要是采用说理的办法，使患者解除思想恐惧，减轻思想压力，重树生活的信心，最后让患者参禅以定神定志。

27.孕妇拾豆，胎儿止"哭"

《古今图书集成·医部全录·医术名流列传》记载明代程世光的事迹中有这样一个案例：有一妇人，年过四十方才怀孕，由于盼子心切，总担心保不住，担心胎儿在腹中有个三长两短，妻子就特别注意腹中胎儿的动静。后来妻子经常听到胎儿在腹中啼哭，特别是到了晚上"哭"之更甚，搞得夫妻二人不知如何是好。后来经人指点，来到一位姓程的医生处就诊，说明了事情的原委。程医生认为此病不在胎儿，而是由于妻子幻听所引起，属心理性疾患，治疗的办法是转移注意力。

医生略加思索，便对其丈夫说："你拿半碗豆子撒在屋子地上，要让妻子一粒一粒的拾起，直到拾完，每天如此。"丈夫按照医生的话每天撒半碗豆子，妻子每天拾啊拾，直到拾完，每天如此。几天之后，妻子觉得胎儿"哭"声消失了，幻听不药而愈。

这个孕妇听到胎儿在腹中啼哭，属听觉中的一种幻听，不是生理上的病变，完全是一种心理病态。程世光治疗时一不处方，二不是给药，只是"倾豆于地，令妇低首拾之。"于是孕妇忙于拾地上的豆子，把注意力从胎儿啼哭转移到拾豆子上面，因而胎儿啼哭的幻觉也就消失了。此案确为心理治疗的一范例，对现今心理治疗确有借鉴意义。

28. "萝卜一现"治自咎

《续名医类案》中记载了假萝卜治病的病例：宦官谭植一向谨小慎微，为人诚实，性格内向，不轻易说错一句话。但有一次在家庭宴会上却说话"走了小火"，在兴奋之余随口说了"有大如人的萝卜"。客人们听后哈哈大笑，都讥笑他吹牛不打稿子。过后，谭植悔恨自己说错了话，终日忧忧郁郁，忧愁难解，羞愧不已，不断自咎自己。这种不断自咎之病中医称之为"抑郁症"，药物治疗难以奏效。

这位宦官的儿子聪明达理，分析了自己父亲的性格与病因，于是想方设法做一个假萝卜像人一样高大，并且安排了同上次一样的家庭宴会，用车子载着这个大萝卜推至席前，客人们都惊讶万分，他的父亲十分高兴。因为萝卜果真大得像人一样的"事实"印证了他所说的大话。就这样，他父亲的病很快就好了。

假萝卜治病的例子是用行为的满足来治病的，医学称为"行为满足治疗"，也就是中医所说的"喜胜忧"的情志治疗。至于人一样大的萝卜当然是假的，用的是权宜之计，以满足患者的行为需要，解除致病因素，从而达到治疗的目的。

二、现代心理治疗趣闻

现代心理治疗是随着心理学的发展而逐渐发展起来的。虽然心理治疗种类繁多，但是每一种心理治疗都有其自身的特点。总之，所有心理疗法的理论都与心理学中有关人格、情绪、条件反射和学习、言语等方面关系密切。科学的心理治疗并不神秘，不能将它与唯心主义划等号；同时也不能把心理治疗简单化，使其与一般的政治思想工作和心理卫生等工作相混淆。只有严格遵守心理治疗的理论和观点，勇于实践，大胆尝试，并善于总结经验教训，才能使心理治疗取得良好的效果。

1.肠病治"心"，病情好转

临床上对消化性溃疡治疗大多以药物治疗和饮食调整为主，而对于心理社会因素在本病发生、发展转归中的作用往往没有引起足够重视。笔者运用身心医学知识，对一例久治不愈的十二指肠溃疡患者进行了综合心理治疗，取得明显效果。

有一中年女性诉说其经常上腹部疼痛，平时饮食不佳，体弱消瘦两年有余，在当地确诊为"十二指肠溃疡"，长期服用胃药，效果不佳。

询问之中，发现患者原有一个幸福美满的家庭，而在4年前这位女性偶然发现丈夫有外遇，气愤至极，以至情绪低落，敢怒不敢言，逐渐发现上腹部疼痛。在当地医院就诊，服用一些"胃药"无好转，且上腹部疼痛逐渐加重，经胃镜检查诊断为"十二指肠溃疡"。3年来反复发作，医生发现患者病情与精神关系明显。

医生在治疗上首先让患者充分发泄几年来压抑在心中的不良情绪，并给予心理上的支持，说明此病是一种身心疾病，与心理因素有着密切的关系。嘱其注意身心两方面的调整，同时在治疗开始阶段辅以小剂量抗抑郁药物治疗，半年后患者痊愈。

对此例患者应用心理治疗与药物治疗相结合，取得了较为满意的效果，如果不从心理治疗入手开导患者的思想，恐怕药物治疗也难以取得疗效。医生在注意心理治疗的同时，给予了小剂量的抑郁药，随着患者精神状态的好转，疾病自然痊愈。

2.语言开导，抑郁痊愈

有一位在生活中受过严重精神创伤的老师，后来患了"心因性精神障碍"，对过去的遭遇与现在的处境总感到不满，情绪长期抑郁。后来情况愈来愈加严重，使用各种治疗方法都没有明显效果。

医者在详细倾听了他的诉述后，首先对其进行语言疏导，针对患者的文化、职业、家庭状况，逐步讲述每个人一生的艰难，每个人一生都有说不尽的不如意之处，关键是看怎样对待等等。在说理疏导的基础上，嘱患者再服用一定的药物。在反复的对比之下，这位老师不但心境逐步平静下来，后来还能正确认识到自己的偏激不当，病情不久就痊愈了。

在实施疏泄疗法时，医生要对求诊者采取同情、关怀与十分耐心的态度，让他们畅所欲言而无所顾虑，同时向他们保证保守秘密。只有等他们的精神疏泄获得一定程度后，再给予温和的正确指导。这时，切忌采用说教式的"大道理"或过严批评的方式，最好用设身处地的对比方法，让对方自己理解其思想与情绪反应的不恰当之处。

3."剧本"戒酒

国外有一种"心理剧疏泄"治疗法，是医者结合患者与患病有关的事件，编写一特殊剧本，让患者扮演其中的主角，使他在演戏中尽力发泄自己被压抑的情绪与思想，并通过剧中其他角色的影响而纠正其变态心理并适应生活方式。

在法国就有一位医生编写了一个关于酗酒的悲剧，让一位酒精中毒患者担任其中的主角，通过该剧最后家庭毁灭的惨剧，使他产生了强烈的心理震动，从而下决心戒断酒瘾。每当该患者想要喝酒的时候，医生就让患者拿出剧本，加入剧中的角色，经过一段时间的治疗，患者真的戒掉了酒。

　　实际上此案是移情易性疏泄的一种方式。移情就是用各种方法改变患者的周围环境，改变患者内心虑恋的指向性，使其某种异常或病态行为转移或逐渐消除，从而得到纠正。易性就是用各种方法，扫除患者内心的杂念，改变其错误的认知与行为。移情易性的方法很多，正如《理沦骈文》中云："七情之病者，看书解闷，听曲消愁，有胜于服药者矣。"

4．"运动疏泄"疗顽疾

　　有一位不惑之年的男士。一年前常为工作能否完成而担忧，时伴有失眠、头昏脑胀、工作注意力不集中、记忆减退等症状。近日症状有增无减，之后疲劳倦怠、思睡、精神萎缩、头脑昏沉，以致工作学习效果不佳。在宿舍中怕声音与光亮，常因小事控制不住与人发生争执，但事后又懊悔或道歉。入夜，辗转反侧，难以入睡，多噩梦。同时，求治心切，四处求医，各种贵重药也要一试。平时好静，喜文学，多思虑，遇事敏感等。既往健康，年青时有类似表现。后来与患者交谈时发现其不厌其烦、反复诉说各种躯体不适感，惟恐患有重症，迫切求治。后医生告诉患者，患有此症的主要原因是由于长期忧虑所致。患者采纳了医生的告诫，每日坚持运动锻炼，注意调节自己的情绪，半年以后，各种症状明显减轻，后经过3年的坚持，患者各种症状全部消失，情绪乐观。现在患者每谈起此事，多有感慨。

　　运动是心理疗养的一种重要形式，运动与医生的心理疏导、患者的自我心理调节相结合，配合必要的药物，对神经衰弱有极为明显的治疗效果。情绪宣泄的方法多种多样，此例患者病情较为严重，只有采用多种治疗方法，才可能取得满意的效果。但运动疏泄情绪是临床工作中较为理想的一种疏泄方式，长期坚持运动的中老年人患心理疾患的要明显低于同龄人。

5.饮酒成瘾，心理治疗

有一患者饮酒成癖，一日不饮坐卧不安。后来饮则醉酒，家人及患者自己也非常痛苦，以致身体越来越坏，被医院确诊为酒精中毒性肝硬化。前来医院求治，医生主要采用目前国外的心理治疗医师常用的治疗办法。每天患者当想喝酒时，让患者采用以下自我暗示的隐语：

我很平静，很有信心，很自如。

酒对我是无所谓的。

我很愿意戒酒。

我真高兴，酒并没有把我诱惑住。

酒很讨厌，气味难闻。

我甚至想到酒就难受。

我对酒是深恶痛绝的。

酒鬼可恶。

如此坚持一段时间后，患者饮酒明显减少，后来通过不断暗示，患者终于戒除了酒瘾，过上了正常人的生活。

用此种方法治疗有酒瘾的人，或曾因酒精中毒住过医院的人，或者在门诊刚刚治好的患者有较好的疗效。不少案例证明，不断采用这种憎酒的自我暗示方法，经过两三周之后，就可以培养起对抗酗酒恶习的力量。对于那些被酒俘虏而意志消沉、不能自拔的人，最需要他所信任的妻子、父母和好友的帮助，两人一起更容易掌握口述自我暗示的隐语，共同进行自律训练。

6.经血不调，心理暗示

同处一室的女性都会有这样的感受，有的女性有月经不调的疾病，但由于几人同处一室后，经过一段时间，经血不调的症状就会有所改善以至正常。而往往是同一室的女性，经血往往会在相同的几天之内同时到来。这种现象与同一室女性之间的心理暗示有极为密切的关系，语言及某种行动是这种现象产生的主要原因。

例如，某个女职工每当来月经时，就在日历牌上做个标记，她的月经准时而正常。一旦工作繁忙，忘了看日历，月经到期也不来潮，甚至过了一个月也不来月经。但是只要一发现此事，不管月经是过了几天或十几天，第二天就会来月经。这个案例中的女职工就是受了自我暗示的影响。

暗示作用能左右月经周期。暗示也会引起痛经，越是怕痛越是会出现痛经。痛经者中暗示性高的妇女占有很大的比例。暗示分为直接暗示和间接暗示两种，直接暗示是把一事物的意义直接提供于人，使人迅速而无意识地加以接受；间接暗示是把一事物的意义间接地借其他事物或行为提供于人，使人迅速而无意识地加以接受。

7. 患者疑心，"假药"治疗

某人到医院就诊，诉说身体如何难受，而且身体日渐消瘦，精神日见颓丧，百药无效，患者及家人十分苦恼，好多医生也没有查出病因，后来在别人的指点下前往心理室诊治。医生检查，发现此人患的是"疑心病症"。后来，一位心理医生接受了他的求治。医生对他说："你患的是某某综合征。正巧，目前刚试验成功一种特效药，专治你这种病症，许多人一次治愈，你注射一支，保证3天康复。"打针3天后，求治者果然一身舒坦出院了。其实所谓的"特效药"，不过是极普通的葡萄糖，真正治好病的是医生语言的暗示作用。

暗示，是指人或环境以不明显的方式向人体发出某种信息，个体无意中受到其影响，并做出相应行动的心理现象。暗示是一种被主观意愿肯定了的假设，不一定有根据，但由于主观上已经肯定了它的存在，心理上便竭力趋于结果的内容。

8. 疏导关心，眼疾康复

有一中年女性患角膜炎一月余，各种抗菌抗病毒药物治疗均未见明显疗效，多次细菌培养阴性，在会诊时发现患者臂戴黑纱，经询问后知其母突然病故，因其母年轻孀居，母女相依为命，母病故给患者精神上刺激很大，终日悲哀，睡眠、饮食均不好。后对其耐心劝导、安慰、真诚关心，同时用镇静药、维生素及氯霉素眼药水治疗，不到一周即症状减轻，继而病情明显好转。

临床证明，重大情绪因素、精神创伤和过度劳累使大脑皮层功能紊乱、兴奋和抑制功能协调障碍，造成自主神经功能失调，发生眼疾。但情绪因素是诱发眼疾的主要因素之一，在此方面有许多文献记载，认为焦虑情绪、抑郁、各种人际关系和各种社会性生活事件可诱发角膜炎的发生。通过以上事例，说明在诊疗这类疾患时，把心理社会因素考虑进去是十分必要的。

9."患者单盲"癌症愈

单盲是指一方了解病情，而患者不知情的一种治疗方法。有位农村妇女经某大医院妇科门诊检查，涂片和宫颈活检都证明是患了宫颈癌。当时医生仅告诉患者诊断结果，给些药后未作过多的治疗。患者回家后仅吃了些中药，心情舒畅，几年后来复诊时，发现癌症消失了。因为这位妇女家住山区，本人又是文盲，不懂得癌症会致命，因此一点也不忧虑紧张，且能积极治疗，所以治疗效果很好。许多患了癌症得到不同程度的控制或治愈的患者，都是因为能够保持乐观态度，主动配合各种治疗。

某医院的检验科不慎发生了一起严重的工作误差，错将一位早期肝癌患者的检验结果，写到了另一位普通患者的报告单上，而这位普通患者的化验结果却写在早期肝癌患者的报告单上。自从那天开始，那位肝癌患者好像"死刑"得到特赦，宽怀释念，心情舒畅，亲朋好友都来为他庆幸。后来，经过其他治疗的配合，患者居然恢复了健康，精神饱满地重新走上了工作岗位。

心理社会因素不仅影响癌症的发生，也影响着癌症的发展和治疗效果。可是许多患者在未知自己的病情之前，精神状态与机体状态都较好，一旦得知患了癌症后却产生了悲观失望、绝望、怨恨命运、好激动、发脾气、多愁善感、抑郁寡欢、对事对人冷漠等消极情绪，致使病情急转直下，甚至在没有明显病情加剧的情况下几天内突然死去。这都是由于极度绝望的消极情绪的作用，使心理防线土崩瓦解，生理免疫功能遭到彻底破坏。

因此，能学会有意识地克服不良的情绪和行为，保持积极向上的精神状态，提高免疫能力，就可以最大限度地减少或预防癌症的发生。即使在癌症治疗阶段，保持良好的情绪则有利于提高治疗效果，所以对癌症患者的治疗，除药物、手术、化学、放射等治疗外，可积极采用心理治疗。

10.情志疏导，失眠痊愈

一位50岁的知识女性，严重失眠、头痛、腰痛迁延不愈。经检查除有轻度尿路感染外，没有明显器质性疾病。用抗生素治疗感染，中药汤剂及成药清热利湿，安神定志，均未显效。后因医患关系融洽，我又细致追问其生活情况，方得知该患者有一美丽聪慧的独生爱女，一年前猝死，从此百病由生。由于患者具有很高的文化修养，喜怒不形于色，这段心事郁结于内，气血不调，疾病乃生。于是让患者倾诉其痛苦，并根据中医五行理论"喜胜悲"的思路，启发其乐观开朗的情绪，中药用舒肝调气、养血安神治疗，很快就显效，患者满意出院。诸如此类，举不胜举。

中医早在数千年前就提出情志是内伤杂病的主要致病因素之一，并开创了"意疗"（即心理治疗）。其基本方法就是本着整体观念和辨证论治的基本原则，运用说理开导、移情易性、释疑解惑、静志安神等，佐以或不佐以针药，达到使患者脏腑相安、气血调和的目的。笔者在临床中曾遇到许多典型女性病例，多以如下思路诊治取得良好效果。即详细了解病史，特别是患者的生活事件、性格特征、人际关系等，力求发现与疾病相关的心理因素，完善各项必要检查，明确器质性疾病的西医诊断，施以针对性药物，用交谈疏导等方式化解心理矛盾，再用中药整体调理。

11.怀孕疑为肿瘤，B超帮其释疑

同事李某的姨妈今年50余岁，有一个儿子也已结婚生子。半年前，李某的姨妈因月经失调、经期延长、血量增多而取环。取环后一直闭经，由于年龄偏大，下岗待业，精神郁闷，食欲不振，腹部日渐增大，自己以为长了肿瘤。

姨妈嫌西医检查抽血化验麻烦，又出于经济上的考虑，就找当地尚有名气的老中医诊脉看病，连续两个月服汤药从未间断，虽然花钱不少但效果不好。月经不但未来，腹部反而更加膨隆。姨妈心烦意乱，怀疑自己得了"癌症"，以至精神越来越坏，整日心事重重，心情抑郁，搞得全家不得安生。

这位姨妈不得已在家人的劝说下去大医院做检查，经妇科B超提示，腹腔内根本没长肿瘤，那天天见长的竟是怀孕几个月的婴儿，令人啼笑皆非。手术过后，这位姨妈的精神状态明显好转，每当提起此事后悔不已，搞得自己精神紧张，全家人跟着受累。

心理因素对疾病的产生有非常重要的作用，李某的姨妈在没有弄清病情的情况下以为自己患了肿瘤，搞得自己及家人精神紧张，以至整日心神不宁。后来由于搞清了原因，解除了顾虑，患者病情自然痊愈，这充分说明心理因素对人有极为重要的影响。

12.心病致瘫，针药愈疾

有一中年女性性格内向，自幼娇生惯养，稍不顺心即在地上打滚撒娇。成年后，家中凡事要以她为中心，否则便沉默不语数日。善文艺但心胸狭隘的她，某日工作时稍受批评即感委屈，顷刻伏倒在地，意识不清，双目紧闭，大喘气，四肢挣扎状乱动。约一小时后平静，不能说话，但能用笔对答，双下肢呈瘫痪状。家人告诉医生，每受刺激时常有"晕厥"现象。

该女仪态端正，意识尚清，用手势示意有块状物自小腹上升至喉头部，遂作喘气状。其两下肢痛觉消失，肌张力正常，卧床时两腿运动不能，膝及腱反射正常，无锥体束征，无尿潴留或失禁。医生遂确定该女为癔病性瘫痪，遂决定采用暗示疗法。

医生对患者说："本院有一种进口针专治此类病症，疗效奇特，使用后立刻显效，但价格较为昂贵。"患者表示同意，医生使用药物后嘱患者立刻行走，果然患者行走如常。实则医生给患者使用的是维生素B_{12}注射液。

暗示疗法的形式多种多样，对于此类患者的治疗，关键是要对患

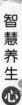

者的病情有一全面的了解，在排除患者器质性疾患的基础上，当确诊为是癔病后可采用心理治疗。心理治疗首先要做好治疗方案，让患者相信自己的治疗方法与治疗效果，才能取得满意的治疗效果。

13.恐怖声响，脱敏治愈

《中国心理卫生杂志》1996年曾载有一则声响恐怖症的案例：一女性年近退休，自诉害怕声音、心神不安、失眠一年有余。尤其是在家中听到邻居新装防盗门的"叮当"声，患者感到震耳惊心，难以平静。因患有冠心病，只得小心提防，整日注意门声，不能放松。遂心中愤怒，与邻居吵架数次，以后严重失眠、多次住院。出院后为躲避防盗门声曾三次搬家。在新居又转而怕汽车声、人声。终日心神不安、失眠、多汗。

会谈中发现，患者对门响过度紧张恐惧与人际冲突有关。发病初期因门响与邻居关系恶化，双方吵骂数次并以关门声相互刺激、较量，致使患者出现严重失眠和躯体症状，即门响已不再单纯是声响刺激，更代表了对方的敌意和攻击。患者深表赞同并提出一条有趣的证据：她对楼上楼下的门响都不太在意，惟独对对门声响即产生恐惧和愤怒。医生建议患者要主动与邻居和解，到对方家去串门，亲手开关那个防盗门。

过了一段时间，患者高兴地说已与邻居和解，并得到了邻居的尊重和安慰，并有意开关几次防盗门，恐惧有所减轻。又过了一段时间，患者报告已经不怕门响了，活动时间大大延长，体力增强，与人接触也不怕不烦了，像换了个人一样。

本例心理治疗，主要采用认知及系统脱敏法以解决其人际冲突，改变家庭生活状态，从而使患者认识到"怕"是她想像中的道理，即真实的刺激体验，听到门声，加上想像"邻居想气我"才形成顽固的恐惧症状。只有提供新的认知并引导患者弄清恐惧对象的真实情形和真正性质，才能有效地消除患者想像中的"道理"。这与认知领悟疗法治疗社交恐怖症采用的"调查法"具有相似的道理。此外，生物反馈训练、家务劳动锻炼对减轻焦虑，增进社会功能，及时摆脱患者角色，都起到了重要辅助作用。

14.儿子惹祸，父亲心惊

有位机关干部年过半百。他办事认真，从不徇私情。他有个儿子，在家表现老实，但不知从什么时候起，这个孩子变得不爱上学，且经常和人打架。"子不教，父之过"。为此事这位父亲确实很犯愁。他心想，我以后还有什么脸面做工作呢？后来每想到儿子，他的心情就紧张，有时说话颠三倒四。后来发展到不能与别人谈话，一谈话就紧张、出汗、心慌。越是紧张越出汗，谈话就越困难，因此他感到工作越来越困难，最后发展到无法上班。

后来这位父亲来到了心理治疗室，心理医生以疏导为主，辅助采用分析、反馈等疗法进行综合治疗。首先，医生用许多治愈的同类患者为例鼓励患者，严肃指出他心情紧张是心理问题，只要坚持心理治疗是能够痊愈的，从而使他提高了治疗信心。

医生分析说："你是一朝被蛇咬，十年怕麻绳。处处谨小慎微，怕这怕那。因而形成了怕—回避—更怕的恶性循环。其症状的背后是个性不良——性格脆弱。"医生的话，使这位患者的心受到触动。认为只有大胆面对儿子的缺点，才会调整好自己的心理。只有以轻松、自信、乐观、灵活、勇敢的心理状态去对付，才能战胜疾病。经过疏导，父亲对治愈自己的心病抱有坚强的信念。他积极主动地写反馈材料，以便给医生提供真实的情况，有针对性地做好治疗工作。一次，他这样写道："我现在已经能摆正儿子和父亲的关系，感到轻松了，体会到了生活中的乐趣，精神更加振奋。由于我的病程较短，我确信很快能治好。"

经过一段时间的疏导治疗，他的症状消失，工作能正常进行。对此他非常高兴。一年后，患者自诉自己心情好，工作也好，再也没有不适应和痛苦的感觉发生。真乃是心病心治效果好，病体康复换新貌。

有的人胆小怕事，优柔寡断，自我要求过高，自卑、刻板、谨慎小心，使个性没有得到很好的塑造。在一帆风顺时能安然度过，要是

附篇：实用心理治疗方法和趣闻

一遇到外界的强烈刺激就承受不了，出现心理障碍。其性格实际上是病根，在治疗上关键是要疏导说服，让患者认清自己的病根，克服性格缺陷。

15.假借针灸疗心病

《中医心理学论丛》第五集薛近芳医案中记述了这样一则病案：有一女性晚上去某村胶厂做工。胶厂坐落郊外，因传言该处曾有神鬼作怪，该女夜间闻猫叫而惊恐，夜半下班休息，入睡不久突然坐起哭笑不止、语无伦次。

急请邻村医生诊治，经用针刺、药物注射无效，邀余往诊，患者闭目锁眉，呼喊不应，呈抑制状态。但脉搏、血压、心音均正常，知系癔病，便强刺人中、少商、劳宫等穴，毫无反应。便扬言此病邪伏太深，非用长针深刺不解，遂取三寸针，直刺曲池穴，进针五分许，少顷，患者便苏醒。询问以往，皆言不知所为。病遂愈。

按中医形神相即的基本观点，不论是情志刺激引起的躯体障碍，还是以心理障碍为主要表现的神志疾病，都要受体内气血阴阳、脏腑经络病理变化的影响，而针灸疗病就是直接通过调理脏腑经络气、血阴阳来发挥治疗作用的。事实上，这条途径并不是针灸疗病的惟一途径，有时针灸也被作为一种心理学的手段用于治疗，或者是暗示的媒体，或者是为转移患者注意而施加的一种刺激手段等，上述案例就是针灸心理治疗的一种体现。

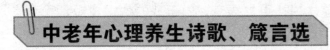
中老年心理养生诗歌、箴言选

百忍歌

忍是大人之气量，忍是君子之根本；
能忍夏不热，能忍冬不冷；
能忍贫亦乐，能忍寿亦永；
贵不忍则倾，富不忍则损；

不忍小事变大事，不忍善事终成恨；
父子不忍失慈孝，兄弟不忍失爱敬；
朋友不忍失义气，夫妇不忍多争执；
刘伶败了名，只为酒不忍；
陈灵灭了国，只为色不忍；
石崇破了家，只为财不忍；
项羽送了命，只为气不忍；
如今犯罪人，都是不知忍；
古来创业人，谁个不是忍。
仁者忍人所难忍，智者忍人所不忍；
思前想后忍之方，装聋作哑忍之准；
忍字可以走天下，忍字可以结邻近；
忍得淡泊可养神，忍得饥寒可立品；
忍得勤苦有余积，忍得荒淫无疾病；
忍得骨肉存人伦，忍得口腹全物命；
忍得语言免是非，忍得争斗消仇憾；
忍得人打不回手，他的毒手自没劲；
须知忍让真君子，莫说忍让是愚蠢；
忍时人只笑痴呆，忍过人自知修省；
就是人笑也要忍，莫听人言便不忍；
世间愚人笑的忍，上天神明重的忍；
我若不是固要忍，人家不是更要忍；
事来之时最要忍，事过之后又要忍；
人生不怕百个忍，人生只怕一不忍；
不忍百福皆雪消，一忍万祸皆灰烬。

　　这里所说的忍，属于精神养生中的调神法，即在遇到情绪不良时
要提倡"理智"，注重"修养"，掌握自己，控制情绪。如果不控制
情绪任其放纵，不但周围的人受不了，而且对自己的身体也极为有

害，小则身体患病，大则危害生命。因此，暂时"忍一忍"亦是有积极意义的。

心理养生歌（一）

人生苦寿短孜孜求永年，秦皇觅妙药汉武练灵丹。

盘古开天地谁见活神仙，有生必有死永生是枉然。

长生虽无方养生可寿添，要知养生道先学辩证观。

内因和外因内因是关键，治疗和预防预防应为先。

运动和静养二者不可偏，治标和治本因果紧相连。

食疗和药疗互补功效显，生理和心理都要重保健。

识医多高寿适时常自安，献此养生歌愿与君共勉。

心理养生歌（二）

布衣遮体胜丝绢，长也可穿，短也可穿。

粗茶淡饭饱三餐，早也香甜，晚也香甜。

草舍茅屋御风寒，坐也安然，睡也安然。

晨起锻炼在公园，快跑三圈，慢跑三圈。

书法不写心不甘，大字一篇，小字一篇。

象棋最能费时间，输也三盘，赢也三盘。

运动场上转一转，排球也玩，门球也玩。

三五知己聊聊天，古也谈谈，今也谈谈。

满堂儿女绕膝前，男也喜欢，女也喜欢。

生活一周一改善，鱼肉一盘，青菜一盘。

老夫老妻逛公园，边走边挽，边走边谈。

恩爱夫妻胜当年，如胶如蜜，情意绵绵。

有害嗜好我不贪，烟也不抽，酒也不沾。

豁达大度心胸宽，能跑火车，能开轮船。

无忧无虑乐晚年，不是神仙，胜似神仙。

百病起于情

（宋·邵雍《击壤集》）

百病起于情，情轻病亦轻。
可能无系累，却是有依凭。
秋月千山静，春华万木荣。
若论真事业，人力莫经营。

十 寿 歌

（《养生至论》）

一要寿，横逆之来欢喜受；
二要寿，灵台①密闭无情窦；
三要寿，艳舞娇歌屏左右；
四要寿，俭以保贫常守旧；
五要寿，远离恩爱如仇寇；
六要寿，平生莫遣双眉皱；
七要寿，浮名不与人争斗；
八要寿，待客忘费娱清昼；
九要寿，谨防坐卧风穿牖。
十要寿，断酒莫叫滋味原？

【注释】

①灵台：指心灵，欲望。

    这里所述的是若要长寿的十点养生方法，很有指导意义，归纳起来主要属于精神、起居、饮食三个方面。

心身疾病常用中成药简表

一、补益类

方名	功效	主治	用法与用量	规格
补肾丸	滋阴补肾	腰脚无力、体弱肾亏、贫血、滑精、食少肢冷、失眠健忘	每服1丸，用淡盐水送下	
参茸丸	补气固肾，益精安神	体虚神疲、耳鸣心悸、遗精早泄、贫血萎黄、神经衰弱	每日服2次，每次1丸（蜜丸），或5～10粒（小丸）	
壮腰健肾丸	壮腰健肾	肝肾亏损、肢软无力、神经衰弱、腰膝酸痛、风湿骨痛、小便频数、遗精梦泄	每服1丸，每日2～3次，开水送服	每丸重5.4克
五子补肾丸	补肾益精	肾亏腰痛、溺后余沥	水蜜丸1次6克，一日2次，小蜜丸1次9克，大蜜丸一次1丸，一日2次	
补血调经丸	补血、理气，调经	妇女贫血、面色萎黄、神经衰弱、赤白带下、月事不调、经痛、经多、经闭		

二、清热类

方名	功效	主治	用法与用量	规格
牛黄上清丸	清火散风，泻热、润便	头痛眩晕、暴发火眼、口舌生疮、咽喉肿痛、牙痛、耳鸣、大便燥结	口服：每次1丸，一日2次	每丸重6克
上清丸	疏风清热，解毒，通便	上焦热盛而致头晕、耳鸣、鼻眼发干、口舌生疮、牙齿肿痛、二便不通	每次6克，一日2次	每20粒重1克
牛黄解毒丸（片）	清热解毒	温热病、症见咽喉肿痛、牙痛、耳痛、口鼻生疮、眼热赤痛	丸：口服每次1丸，一日2～3次，片：口服每次2片，一日2～3次	每丸重3克
冰硼散	清热解毒、消肿止痛	咽喉牙龈肿痛、口舌生疮	吹敷患处，每次少许	
喉症丸	清热解毒，止痛	咽喉炎、急性扁桃体炎、咽喉肿痛等	成人：每次5～10粒，一日2次	
龙胆泻肝丸	泻肝胆实火，清三焦实热	主治肝经实火上炎而致的胁痛、口苦、目赤、耳鸣、耳聋等。亦适用于情志刺激过强，所致肝郁化火，肝火上炎诸症	水蜜丸，成人每次1丸，一日2～3次	

三、理气类

方名	功效	主治	用法与用量	规格
开胸顺气丸	消积化滞	停食停水、气郁不舒、胸痞腹胀、胃脘疼痛	每服3～9克，每日1～2次，温开水送下	
舒肝丸	舒肝解郁止痛	两胁胀满，胃脘刺痛、呕逆嘈杂、噫气吞酸	每服1丸，每日1～2次温水送下	
逍遥丸	疏肝解郁、健脾养血	胜于肝郁血虚之两胁作痛，头痛目眩，口燥咽干，神疲食少或往来寒热，或月经不调，或乳房作胀	每服1丸，每日1～2次温水送下	
十香丸	理气散结	气滞腹痛及诸疝胀痛	每服1丸，每日2次	

四、安神开窍类

方名	功效	主治	用法与用量	规格
安神补心丸	养心安神	用于心悸、失眠、耳鸣、头晕	口服15粒，一日3次	每15粒重2克
天王补心丹	滋阴养血补心安神	用于虚烦少寐，心悸神疲，梦遗健忘，大便干结，口舌生疮，舌红少苔	口服，每服9克，温开水送下，一日2次	
柏子养心丸	补气养血、安神益智	心气不足、精神恍惚、怔忡惊悸、失眠健忘	口服：水蜜丸，每次6克，一日2次；大蜜丸，每次1丸，一日2次	水蜜丸每10克重1克；大蜜丸每丸重9克
安宫牛黄丸	清热开窍、豁痰解毒	痰热内闭心窍，高热烦躁，神昏谵语，以及中风昏迷等	大蜜丸：每服一丸，一日1次	